KB234611

다이어트에 실패하는 50가지 이유

살찌게 하는 생각을 다이어트 하라!

다이어트에 실패하는 50가지 이유

살찌게 하는 생각을 다이어트 하라!

수잔 앨버스 지음 | 김선희 옮김

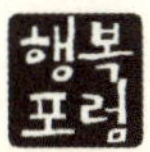

평화롭게 먹은 빵 껍질이 걱정 속에서 먹은 성찬보다 낫다.

–이솝

당신은 이 말을 어떻게 완성할 것인가를 생각해보라. "_____때문에, 나는 오늘 건강한 식생활을 시작할 수 없다." 우리 모두는 이 문장을 열 가지 다른 설명으로 완성할 수 있을 것이다. "나는 시간이 없다." "나는 너무 스트레스를 받았다." "나는 지금 하고 있는 일이 너무 많다." "나는 PMS(생리전前증후군)여서 초콜릿이 필요하다!" 단지 위안을 얻기 위한 식사를 정당화하기 위해, 그리고 사려 깊고, 건강에 좋고, 균형 잡힌 식생활을 피하기 위해, 당신의 마음은 매우 창조적인 몇 가지 방법을 만들어낼 수 있다.

만약 당신이 이 책을 선택했다면, 아마도 체중감량이나 식습관 개선을 원할 것이다. 실제로 당신은 오로지 더 건강한 식생활을 원할 수도 있다. 그런데 그렇게 하는 것을 피하기 위해

100만 가지 이유를 찾는 것이 왜 그리 쉬운가? 당신은 왜 매번 변명에 속아 넘어가는가? 확신해도 된다. 그것은 당신이 게으르거나 변할 수 없기 때문이 아니다.

역설 : 왜 나는 원하는 변화를 만들지 못할까?

여기에 식생활 개선을 원하면서도 그렇게 하지 않기 위해 온갖 변명을 생각해 내는 역설에 관해 숙고하는 한 가지 방법이 있다. 수영하기에 완벽한 날이라고 상상해보라. 당신은 풀pool에 접근하면서, 다이빙대에서 뛰어 오르고, 웃고, 행복하게 첨벙거리는 아이와 어른들을 본다. 당신은 "물은 따뜻한가요?"라고 묻는다. 물에서 한 사람이 응답한다. "들어와요. 처음에는 정말 차가와요. 하지만 그러고 나면 좋아요." 이것은 실망스러운 대답이다. 당신은 그 물이 욕조의 물처럼 따뜻해 쉽게 점프해 들어갈 수 있기를 바랐다.

잠시 동안 당신은 발끝을 물에 담그지만 재빨리 빼낸다. 극도로 차갑다! 당신은 마음이 움직이기 시작하는 것을 인식한다. *난 이것을 할 수 없어. 너무 차가워.* 당신은 지금 당장 들어가지 않는 이유를 찾기 위해 노력한다. *자, 나는 물이 따뜻해질 때까지 기다릴 거야 또는 난 뛰어들 준비가 아직 안 됐어.*

당신의 식습관을 바꾸는 것은 풀에 들어가는 것과 비슷하다. 비록 그것은 당신이 하기 원하며, 일단 착수하면 실제로 즐길 일이지만, 당신은 처음에는 실망한다. 당신은 자신이 느낄 첫 감각을 피하기 위해 변명들을 찾는다. 그러나 풀에서와 마찬가지로, 당신이 온힘을 다해 들어가기만 하면 재빨리 적응할 것이다. 너무나 자주, 사람들은 사려 깊은 식생활을 시험하기 위해 오직 발끝만 담근다. 그러고 나서 즉각 발끝을 빼낸다. 찬물과 직접 접촉하고 머무르는 것은, 당신이 찬물에 적응하도록 만든다. 그리고 당신은 온도에 관한 생각을 중단하고 단지 그것을 즐긴다. 시간이 지남에 따라, 당신은 사려 깊은 식생활을 새롭거나 다른 행동으로 여기지 않을 것이다. 실제로 당신은 거기서 즐거움을 얻을 것이다.

만약 당신이 마비되는 경향이 있다면, 머릿속 변명들을 밀어낼 수 없다면, 이것은 당신을 위한 책이다. 당신은 이런 자기태만의 생각에 반응하는 능숙한 방법들을 배우게 될 것이다. 그러나 그것이 당신에게 경고를 하는 것은 당연하다. 이 책은 어느 정도 근본적이고 놀라운 정보를 담고 있다. 당신이 막 읽으려고 하는 것은, 전통적 다이어트에 관해 당신이 알고 있는 것과 많이 상충될 수 있다. 유행하는 대부분의 다이어트는 식생활을 "통제"하라, 의지력을 사용하라, 음식 갈망을 무시하라, 단순히 먹는 것을 중단하라고 당신에게 말한다. 과거에 이것이 당신을 어떤 처지로 만들었는가를 잠시 기억해보라. 좌절과 절망의 느낌? 아마도 그것으로 인해 당신은 더 많은 변명을 하지 않았을까? 아마 당신은 *나는 통제해야만 해*라고 생각하고 있을 것이다. 이것은 다이어트의 사고방식이 당신에게 깊이 스며들었다는 표시이다. 확신하건대, 유행하는 다이어트와 당신의 몸을 "통제"하려는 것에 대한 대안代案들이 있다.

당신이 이 책에서 배우게 될 접근법은 전적으로 특별하다. 그리고 그것은 좋은 뉴스이다. 만약 당신이 다른 결과를 원하면, 새로운 것을 해야만 한다. 너무나 자주, 우리는 뭔가 다른 일이 생기기를 기대—특별히 다이어트에서—하면서 동일한 접근법을 계속 반복한다. 고맙게도, 배고픔과의 씨름을 멈추는, 그리고 접대음식과 맛있는 다른 음식을 먹을 때마다 "나쁘다"며 자신에게 삿대질 하는 것을 멈추는 다른 방법들은 있다.

건강하고 사려 깊은 식생활을 하겠다는 의사를 가지고 있으면서도, 그렇게 하지 않는 이유에 관해 생각해 본 적이 있는가? 당신은 아침에 일어나 건강한 식사를 하겠다는 확고한 계획을 세운다. 그러나 정오가 되면 *시간이 없어* 또는 *내일 시작할 거야*라고 자신에게 말한다. 당신은 건강한 형태·비율로 음식을 먹으려고 최선의 노력을 했음에도 불구하고, 옛 습관에 붙들려 옛 습관으로 복귀한다. 변화를 가로막는 중요한 한 가지 요인은 당신의 사고방식이다.

이 책은 건강한 식생활을 방해하는 어리석은 사고思考, 습관적 자동적 사고를 극복하는 것에 관한 것이다. 일상적이고 자동적인 사고방식은 내가 "정체된 사고"라고 부르는 것으로 귀결된다. 교통체증 도로와 마찬가지로, 생각들이 사방에서 당신을 향해 올 때 당신의 마음은 혼란에 빠질 수 있다. 어떤 생각들은 건강한 식사를 하라고 재촉하는 한편 다른 생각들은 폭식하라고 말한다. 경쟁적 요구들이 당신을 앞으로 나아갈 수 없는 장소에 가둔다. 그것은 교통체증에 갇히는 것처럼, 믿을 수 없을 정도로 절망적이며 짜증나는 일일 수 있다.

생각에서 벗어나는 것은 당신이 추측하는 것 이상으로 힘든 일이다. 사고思考는 배경음악처럼 당신의 의식 아래에서 발생할 수 있다. 당신이 의식적으로 생각에 '귀 기울이지' 않더라도, 생각은 당신이 먹는 것과 먹지 않는 것을 결정하는 데 중요한 역할을 한다. 목표를 향하게 하기보다 목표에서 멀어지게 만드는 생각은 당신의 통제에서 벗어나 쉽게 떠오른다. 당신이 수년간 같은 방법으로 생각할 때에 사고방식의 습관적인 본성은 깨기 어렵다. 당신이 수년간 같은 길로 직장·학교에 운전해 갔는데, 어느 날 전적으로 다른 길로 운전한다고 상상해 보라. 새 방향으로 운전하는 것이 제2의 본성이 되기까지 수일 혹은 수개월이 걸릴 수 있다.

여러 가지 형태의 생각들이 있지만, 정체된 사고로 향하는 데에는 두 가지 미끄러운 슬로프가 있다. 변명과 자가 판단이다. 변명은 *나는 건강한 식사를 할 시간이 없어* 또는 *나는 에너지가 없어*처럼 들린다. 왜 당신이 지금 당장 시작할 수 없는가에 대해 100개의 다른 이유를 생각하는 것은 쉽다. 종종 변명과 미룸은 '게으름'에 관한 것이 아니라, 이 책에서 당신이 더 배우게 될 숨은 기능으로 작용한다.

자가 판단은 정체된 사고로 귀결되는 두 번째 형태의 사고이다. 당신이 무엇을 어떻게 먹는가를 가혹하게 평가하는 것은 당신 머릿속의 비판적 논의이다. *만약 디저트를 먹으면 당신은 나쁘다!* 또는 *어쨌든 당신은 망쳤다, 왜 그랬나?*처럼. 불행히도, 이 전략은 당신이 변화하도록 고무하지 못한다. 사실 그것은 당신을 정체 속으로 더 밀어 넣어, 정신적 장애물을 만든다.

이 책에서 당신은 두 가지 기술을 얻게 될 것이다. 첫째, 당신은 사려 깊음의 기술을 배우게 될 것이다. 이것은 당신이 변명을 찾아내고 변명에 빠지지 않는 법을 배우는 데 도움을 줄 것이다. 둘째, 당신은 자신에게 말하는 새 방법을 발견하게 될 것이다. 그것은 잘못된 식사에 대해 당신을 꾸짖기보다 오히려 연민·동기화에 초점을 맞춘 것이다. 이 두 기술은 당신이 사려 깊은 식생활로 복귀하는 데 도움이 될 것이다.

왜 나는 이 책을 썼나

고백하건대, 나는 사려 깊은 식생활에 관한 글쓰기를 사랑한다. 거의 매일 이 주제에 관해 글을 쓰거나 블로그를 한다.

왜냐고? 사려 깊은 식생활은 치료를 한다고 나는 진실로 믿기 때문이다. 중요한 것은 그것을 뒷받침하는 연구가 있다는 것이다.

내가 이 책을 쓴 데에는 또 다른 이유가 있다. '사려 깊은 식생활' 워크숍을 할 때마다, 독자들에게 이야기할 때마다, 고객과 직접 일할 때마다 나는 아주 재미있는 것을 깨달았다. 건강하며 사려 깊은 식생활과 싸우는 대다수 사람들은 매우 유사한 생각들을 들려준다. 종종 사람들은 "나는 다이어트를 날려 버렸어. 이제 복귀할 수 없어." 또는 "나는 식사할 때 심한 죄책감을 느껴."처럼 말 그대로 같은 말들을 한다. 사려 깊은 식생활을 방해하는 동일한 생각들을 수년간 들은 뒤, 나는 가장 보편적인 것들을 추적하기 시작했다. 훨씬 더 많은 것들이 있지만, 이 책은 자주 언급되는 자기태만의 생각들을 모았다. 나는 창조적이며 사려 깊은 방법-정체된 사고를 예방하기 위해 '자신에게' 말하기보다 '자신과' 대화하는 방법-을 당신과 공유하기를 원한다.

이 책은 누구를 위한 것인가?

만약 당신이 더 사려 깊은 식생활을 하기 위해, 체중관리나 체중감소를 위해, 식습관을 관리하기 위해 노력한다면, 남자든 여자든, 10대든 성인이든 이 책은 당신을 위한 것이다. 다음의 경우에 당신은 특별히 더 이 책에 흥미를 느끼게 될 것이다.

▶ 당신은 오늘이 *건강한 식생활을 시작하는 날이다*라고 생각하지만, 변명을 찾거나 시작하기가 어렵다.

▶ 당신은 *내일 건강한 식생활을 시작할 거야* 또는 *내일 조깅을 시작할 거야*라고 약속하지만, 거의 그렇게 하지 못한다. 변화를 미루는 것이 당신의 문제다.

▶ 당신은 건강한 식생활을 시작하지만 쉽게 이탈한다. 일단 이탈하면 당신은 마치 그것을 날려 버린 듯 느낀다. 건강한 식생활의 길로 복귀하는 법을 찾지 못한다.

▶ 당신은 과도하게 생각하는 경향이 있어, 쉽게 생각들에 의해 흔들린다. 특히 사려 깊은 식생활을 포기하라고 말하는 생각들에 의해 흔들린다.

▶ 당신은 동기를 부여하는 데 어려움을 느낀다. 부적당한 날 또는 부정적인 사고로 인해 당신은 탄성彈性을 상실할 수 있다.

▶ 당신에게는 먹는 것과 먹지 않는 것을 판단하는, 매우 비판적인 내면의 목소리가 있다.

▶ 당신은 하루의 상당 시간을 음식에 관해 생각한다. 그것 때문에 다른 중요한 업무에 지장을 초래할 정도이다.

▶ 당신에게는 당뇨병이나 높은 콜레스테롤 진단처럼 건강을 증진해야 할 많은 이유가 있다. 그럼에도 당신은 아직도 시작할 수 없을 것 같다.

사려 깊은 식생활 책 시리즈

이 책은 내가 사려 깊은 식생활에 관해 쓴 다섯 번째 책이다. 만약 당신이 이 책에 새로운 제안이 있을까 하고 의심한다면, 그 대답은 '그렇다' 이다! 비록 나는 첫 번째 책 〈사려 깊은 식생활Eating Mindfully〉에서 당신의 생각에 사려 깊게 대처하는 법을 소개했지만, 이 책은 당신의 마음이 작동하는 법에 관해 더 깊이 있게 다룬다. 생각은 대단한 힘을 가지고 있으며, 당신의 식습관을 만들 수도 깨뜨릴 수도 있다.

당신이 초보자이든 상당 수준의 사려 깊은 식생활을 하는 사람이든, 이 책은 훌륭하다. 만약 당신이 이제 시작하려고 한다면, 이 책은 시작에 도움이 되는 장소이다. 생각은 행동에 영향을 미친다. 따라서 변화를 시도하기 전에 당신이 어떻게 생각하는가를 이해하는 것은 유용할 것이다. 이 책을 당신이 출발하는 발사대로 활용하라. 비록 우리가 사려 깊고 건강한 식생활에 매우 정통하다 해도, 우리들 중 아무도 교활한 작은 생각들-휴일에 또는 우리가 짜고, 지방이 많은 음식에서 슬픔의 위안을 얻고자 할 때마다 무분별하게 먹으라고 충동질하는 생각들-에 면역이 되어 있지는 않다. 당신이 배우게 될 사려 깊음의 기술은 그런 생각들이 떠오를 때, 당신이 무엇을 해야 할 것인가를 아는 데 도움이 될 것이다.

물론 당신의 사고방식 외에도 건강한 식생활을 방해하는 *다른* 요인들이 있다. 일부 요인들은 24시간 풍부한 음식-싸고 건강에 좋지 않은 식품을 포함해서-에의 접근, 사회적 압력, 영양에 관한 부적절한 교육, 스트레스, 광고와 다른 미디어 같은 외적인 것이다. 다른 것들은 당신의 사적인 생물학(의학적 상태와 정신건강 문제를 포함), 개성, 만성적인 식생활 문제처럼 내적인 것이다. 어떻게 유전학, 생리학, 호르몬이 식사 행동에 영향을 미치는가를 이해하는 데 과학자들은 단지 빙산의 일각 위에 서 있을 뿐이다. 앞으로 수년 내에 우리는 왜 일부 사람들은 다른 사람들보다 체중관리가 더 힘든가를 훨씬 더 명쾌하게 이해할 것이다. 희망적으로, 이 책은 자신의 식생활과 투쟁하는 사람들이 지속적으로 하는 자가自家 비난·비판의 일부를 중단하는 데 도움이 될 것이다.

불행하게도, 당신의 식생활에 영향을 미치는 것 중 많은 것들이 변할 수가 없다. 당신의 유전학은 설정이 끝났다. 당신은 패스트푸드나 좋아하는 음식들을 이 지구상에서 근절할 수 없다. 그것은 당신이 원하지도 않을 것이다. 다행스럽게도, 생각은 당신의 관할구역 안에 있다. 당신은 생각에 관해서는 뭔가를 할 수 있다.

나의 배경

당신이 음식과 식사에 관한 내 철학을 이해할 수 있도록, 내 자신에 관해 조금 이야기하겠다. 나는 임상심리학자이다. 나는 음식과 영양에 관해 많이 알지만 영양사는 아니다. 따라서 나는 사람들에게 "무엇을" 먹어야 한다는 이야기는 하지 않는다. 대신 "어떻게"에 초점을 맞춘다. 내 의견으로는 "어떻게"가 종종 "무엇을"보다 훨씬 더 어렵다. 당신은 책꽂이에서 교과서를 꺼내, 영양에 관한 모든 것을 공부할 수 있다. 그리고 당신을 위해 균형 잡힌 식사 계획을 만들어주는 영양사로부터 훌륭한 조언을 받을 수 있다. 위안을 얻기 위한 음식 대신 건강한 음식을 먹기로 *선택하는 것*, 사려 없는 과식을 피하는 것, 당신이 그것을 유지하도록 동기화하는 것은 훨씬 더 힘든 일일 수 있다. 게다가 우리 모두는 음식과 매우 복잡하고 난해한 감정적 관계를 맺고 있다. 따라서 어떻게 그것을 처리해야 하는가에 관한 "교과서적인" 해답은 없다. 나는 그 문제에 대한 도전에서 흥미를 느낀다.

나는 항상 긍정적이고 건강한 접근에 초점을 맞춰 왔다. 나는 식품경찰警察이 아니다. 나는 사람들을 꾸짖지 않는다. 운동 지도자가 러닝머신에서 달리고 있는 참가자의 얼굴에다 "그렇게 해! 다시 실패하면 안 돼!"라고 소리 지르는 TV 쇼들을 당신은 봐 왔다. 이것은 내 접근법과는 확실히 정반대되는 것이다. 내 고객들은 상당한 수치심과 죄의식을 가지고 있다. 왜 거기에 뭘 더하는가? 나는 그들이 머릿속에서 자신에게 비명 지르기를 원하지 않는다. 그들이 이미 그렇게 하며, 그것은 효과가 없다.

약 10년 전, 나는 덴버대학에서 임상심리학 박사 학위를 받고, 스탠포드대학에서 박사후後 연구원 과정을 밟았다. 그것이 내 공식 교육의 바탕이다. 그리고 나는 대학과 식이장애 프로그램들에서 대학생들과 함께 일하기 시작했다.

최근 나는 책 쓰고 자료 찾는 것 외에 개인 상담을 한다. 나는 임상심리학을 통해 사람들이 폭식장애, 신경성 식욕부진증不振症, 대식증大食症처럼 다양한 식이문제를 해결하도록

돕는다. 나는 사람들이 대다수에게 영향을 미치는 이슈들-
요요현상, 신체 이미지 문제, 폭식, 과체중 등-을 처리하는
것을 돕는다. 나는 이름이나 신원 파악이 가능한 상세한 내
용을 언급하지는 않는다. 하지만 이 정보는 실제 고객을 대
상으로 한 내 업무에 기초하고 있다. 종종 사람들은 사려 깊
은 식사가 과식하는 사람 그리고 지나치게 적게 먹는 사람에
게 도움이 될 수 있다는 사실에 놀란다.

따라서 나는 교실과 치료실에서 사려 깊은 식사법에 관해
연구하는 것 외에, 내 주위 사람들이 어떤 식생활을 하는
가-식당에서, 점심식사 하는 방에서, 그리고 내 집에서까
지-를 사려 깊게 관찰했다. 당신과 마찬가지로, 나는 음식
을 좋아한다. 내 모계母系가 이탈리아인이어서, 나는 어린 시
절부터 사교적 식사, 가족식사를 많이 관찰했다. 우리는 모
든 음식을 사려 깊은 방식으로 먹을 수 있다-물론 접대에서
도 그렇다-고 나는 믿는다.

여기서 한 가지 중요한 것을 말하겠다. 내 고객들은 내게
체중에 관한 이슈는 모든 사람들에게 영향을 미친다고 가르
쳐 주었다. 먹는 것에 관한 이슈가 야기할 수 있는 고통은 체
중과 직접 연관되지는 않는다. 초점을 맞춰야 할 중요한 것
은 당신과 음식의 관계가 당신에게 의미하는 것이다. 외부에

서 사람들을 단순히 관찰하는 것은 어떤 음식 이슈가 그들의 마음을 괴롭히는 정도에 관해 거의 아무것도 말해주지 않는다. 그리고 당신은 그들이 얼마나 많은 정신적 고통에 처해 있는가를 외부적으로 말할 수 없다. 당신은 사람들이 먹는 방식―예를 들면, 만약 한 개인이 먹는 것에 사로잡혀 있거나 의자 위에서 진을 치고 사려 없이 아삭아삭 먹기만 한다면― 으로부터 몇 가지 단서를 얻을 수 있다. 하지만 당신의 생각은 당신만이 접근할 수 있다. 이런 이유 때문에, 나는 사람들의 먹는 습관에 관해 가정하지 않는다.

먹는 것에 관한 문제들은 치료·극복이 가능하니 안심하라. 만약 사람들이 성공하는 것을 보지 못했다면, 나는 내 일을 할 수가 없었을 것이다. 그러나 그것은 쉽지 않다. 나는 그것이 일시적으로 유행하는 다이어트처럼 식은 죽 먹기라고 당신에게 약속하지는 않을 것이다. 인내와 지구력을 가지면, 당신은 자신의 식사 방식에 놀랍고도 훌륭한 변화를 만들 수 있다.

이 책을 이용하는 법

잠시, 이 책을 전체적으로 생각해 보자. 당신이 이 책을 집어 들었을 때, 훌륭한 결정을 한 것이다.

당신은 마음속에서 일어나는 것에 관해 많은 새 통찰력과 깨달음을 얻으려고 한다. 여기에는 많은 정보가 있다. 따라서 정보를 흡수해서 그것을 통해 생각하는 데에는 어느 정도 시간이 걸릴 것이다. 당신에게 편한 속도로 가라.

당신은 제2부의 체크리스트를 완성하는 것으로 시작하기를 원할 수 있다. 그것은 당신이 어떤 변명과 어떤 자가 비판을 자신에게 흔히 하는가를 파악하는 데 도움이 될 것이다. 당신은 목록을 읽으면서 오, 내 말을 하고 있네 또는 그래, 나도 그렇게 생각해라고 반응할지도 모른다. 그런 생각으로 체크 표시를 하면, 당신은 도움이 되는 책 부분으로 바로 넘어갈 것이다. 당신은 서문을 읽은 뒤 원한다면 책의 이곳저곳을 뛰어다닐 수 있다. 책의 각 부분은 다른 부분과 전적으로 독립적이다. 당신에게 해당되는 것 같은 생각들에 당신의 주의력을 집중하라.

이 책은 도입부에 이어 2개 부분으로 나누어진다. 제3부는 당신을 움직일 수 없게 하는 공통의 변명 또는 우회적 생각들을 탐구한다. 한편 제4부는 당신의 노력을 무력화하는 자가 판단이나 잔소리꾼 생각들에 초점을 맞춘다. 당신은 각 장의 마지막에서 "생각의 다이어트"라는 제목을 단 부분을 보게 될 것이다. "생각의 다이어트"는 사려 깊음의 작은 활동, 또는 더 사려 깊은 생각을 위한 구체적인 의사소통의 조언을 포함한다. 제5부는 어떻게 그 모든 것을 합치시킬 것인가에 관한 사례이다.

만약 당신이 이 책을 읽은 뒤에도 당신의 식생활 또는 생각과 싸운다면, 자격증 있고 자격을 갖춘 정신건강 전문가, 의사, 또는 양자 모두에게 상담 받는 것이 중요하다. 그런 전문가들은 복잡한 사고방식을 풀고, 당신의 식생활을 개선하는 데 방해가 될지도 모를 다른 이슈들을 찾는 데 도움이 될 것이다.

사려 없는 식생활 vs. 사려 깊은 식생활

50가지 변명을 캐기 전에, 나는 사려 없는 식생활과 사려 깊은 식생활의 정의를 포함시켰다. 만약 당신이 사려 깊은 식생활에 관해 더 많이 알고자 하면, 내가 이전에 쓴 책들을 보라. 그것들은 〈사려 깊은 식생활 Eating Mindfully〉〈먹어라, 마셔라, 그리고 사려 깊게 하라 Eat, Drink, and Be Mindful〉〈음식 없이 당신을 달래는 50가지 방법 50 Ways to Soothe Yourself without Food〉〈사려 깊은 식생활 101 Mindful Eating 101〉 등이다.

사려 없는 식생활의 정의

사려 없는 식생활은 *인식하지 못한 채* 음식을 소비하는 것이다. 당신은 다음과 같은, 많은 다른 방식으로 그것을 경험할 수 있다.

- ▶ 로봇과 같은 동작으로 음식을 소비하면서, 또는 당신이 무엇을 찾고 있는지 전혀 알지 못한 채 냉장고 문을 열어 놓고 그 앞에 서서, 마치 무아지경에서 또는 TV 앞에서 멍해진 상태에 있을 때처럼 먹는 것
- ▶ 정신이 산만한 채로 사려 없이 아삭아삭 먹는 것(운전하거나 사무작업을 하면서)
- ▶ 실제로는 배고프지 않은데도 먹는 것
- ▶ 반복적 습관적 방식으로 먹는 것(매일 같은 시간대에 먹는 것 또는 좋아하는 TV쇼-그것이 무엇이든-를 보는 동안 간식을 하는 것)
- ▶ 음식을 조금씩 뜯어 먹거나 깨지락거리며 먹는 것
- ▶ 스트레스를 받거나 지루하거나 불안할 때에, 자신을 편안하게 하거나 달래기 위해 음식을 사용하는 것
- ▶ 지나치게 많은 양을 먹는 것
- ▶ 실제로 음식의 맛을 느끼지 않는 것

우리는 사려 없이 먹어서는 안 된다는 것을 알고 있고, 또 그것을 피하겠다는 최상의 의지를 가지고 있으면서도, 왜 사려 없이 먹는 것일까? 이런 충동의 일부는 자동적인 습관과 무의식적인 행동에서 나온다. 먹는 것은 너무나 일상적인 행동이어서 당신은 자동적으로 또는 아무런 사려 없이 그것을 할 수 있다. 당신이 포크를 집어 드는 데에는 많은 노력이 소요되지 않는다. 사려 없는 식생활이 작게 혹은 드물게 발생한다면, 그것은 심각한 문제가 아닐 수 있다. 그러나 당신이 매일 사려 없이 먹는다면, 그것은 체중과 건강에 실제로 문제를 일으키기 시작할 수 있다.

사려 깊은 식생활의 정의

일반적으로, 사려 깊은 식생활은 먹는 동안 개인적 판단을 피하는, 그 순간의 의식을 유지하는 것이다. 나는 그것을 다음과 같이 요약하고 싶다. 목적을 *가지고*, *의도적으로* 음식을 먹는 것. 당신이 한입 먹으려고 할 때마다, 자신에게 단지 다음의 일을 하고 있는가를 물어라. 당신은 언제, 어디서, 무엇을 먹을 것인가에 관해 의도적으로 그리고 사려 깊게 선택하고 있는가? 그렇지 않으면 무의식적으로 습관에 빠져드는가? 당신은 지루함과 불안을 해소하기보다, 배고픔을 해결하고 몸에 영양분을 공급하는 음식을 선택하고 있는가?

사려 깊은 식생활의 특성은 다음과 같다.

▶ 사려 깊은 식생활은 다이어트가 아니다. 그것은 음식 제한보다 균형에 관한 것이다.

▶ 그것은 당신이 무엇을 먹느냐에 관한 것이 아니다. 어떻게 먹느냐에 관한 것이다.

▶ 먹는 동안 당신은 전적으로 현재에 그리고 그 순간에 있다. 달리 말해서, 당신은 무엇을 그리고 얼마나 많이 먹는가를 인지한다.

▶ 당신은 감각에 초점을 맞춰 음식의 맛을 느끼고 음미한다.

▶ 먹는 동안 당신은 자신의 몸에 맞추며, 자신의 몸이 어떻게 움직이고 느끼는가에 맞춘다.

▶ 당신은 배고픔을 상세히 알게 된다. 당신의 갈망, 에너지 필요성, 그리고 사려 없는 식사 습관과 도화선 등.

▶ 당신은 배고플 때 먹고, 배부를 때 중단한다.

▶ 당신은 감정적 배고픔보다 육체적 배고픔을 충족시키기 위해 음식을 먹는다.

▶ 당신은 광범위한 음식을 소비하며 유연하게 먹는다.

▶ 당신은 오래된 다이어트 규칙들을 버린다.

당신의 사고방식을 이해하는 것은 당신이 사려 깊은 식생활 습관을 들이는 데 도움이 될 것이다.

제한하거나 굶기려는 것이 아니다!

이 책을 읽을 때, 매우 중요한 이것을 기억하라. 이 책은 당신이 먹는 것을 제한하거나 당신을 굶기게 할 의도가 아니다. 사실은 정반대이다. 이 책은 균형을 찾고 배고플 때에 단지 먹는 법을 배우는 데 도움이 되는 것에 관한 것이다. 식사 같지 않은 식사(음식을 깨지락거리거나 조금씩 뜯어 먹는 것), 감정적 식사, 과도한 즐거움을 추구하는 식사를 중단하면, 당신은 체중을 줄이거나 관리하는 데 도움을 받을 수 있다.

당신 생각의 허를 찌르다

생각은 중요하다. 당신의 사고방식은 사려 깊고 건강한 방식으로 먹으려는 당신의 노력에 도움을 주거나 해를 끼칠 수 있다. 행동 변화를 고려하기 전이라도, 어떻게 당신의 마음이 변화에 방해가 될 수 있는가를 한 번 잘 보라. 제1부에서,

당신은 어떻게 마음이 당신을 실수로 유도하는가를 알게 될
것이다.

제1부

사려 깊은 식사=사려 깊은 행동

마음이 전부다. 자신이 생각하는 대로 된다.

−부처

생각은 당신이 되고자 하는 사람을 창조할 수 있는 조각가이다.

−헨리 데이비드 소로Henry David Thoreau

위대한 많은 철학자들, 작가들, 정신적 스승들이 같은 결론을 내렸다. *우리가 생각하는 것이 바로 우리다.* 이 생각은 대략 고대 그리스 이후 존재했으며 오늘날까지 계속 진리로 남아 있다. 당신 생각의 본질과 내용은 당신 행동의 대부분을 결정한다.

어느 날, 권한을 가지고 당신의 식생활을 통제한다고 느끼는 것은 쉬운 일이다. 고요한 날에 당신의 생각은 명쾌해지고 합리적이 된다. 당신은 건강한 음식을 선택하고, 과식하지 않으며, 스트레스가 유도하는 식사를 피한다. 변명과 미루는 것이 방해가 되지 않는다.

그러나 당신이 스트레스를 받고 피로할 때에는 상황이 다르다. 정크푸드를 간식으로 먹거나 칼로리가 빈 음식을 사려 없이 소비해도 좋다고 말하는 비합리적인 변명·생각과 싸우는 것은 어렵고 종종 불가능하다. 또 당신이 원하는 방식으로 먹지 않은 데 대해 심한 말로 자신을 꾸짖는 것도 어렵

다. 이것은 당신의 생각이 얼마나 강력한가를 보여주는 것이
다. 사고방식은 당신의 노력을 유지하는 데 도움이 될 수 있
으며, 또 그 노력에 방해가 될 수도 있다.

"그런 거야"

우리는 자주 자신에게 "그런 거야"에 관한 이야기를 하며,
그것이 무엇이든 이런 생각들에 집착한다. 영화 〈업사이드
오브 앵거The Upside of Anger〉는 머릿속에서 우리가 하는 스
토리텔링−우리가 생각하기 때문에 그것은 그렇게 되어야 한
다는 것을 우리에게 확신시키는 것−의 좋은 사례이다. 그리
고 우리의 반작용은 이런 믿음에 기초하고 있다.

그 영화에서, 주인공 테리(조안 알렌 분)는 남편이 비서 때
문에 자신을 떠났다고 믿는다. 테리는 격노해서 남편의 휴대
폰에 화난 메시지를 남기고, 딸에게 화를 내며, 과음한다. 남
편이 자신을 떠났다고 믿었기에, 그녀는 격노로써 자신의 생
각에 반응하며, 딸 그리고 자신의 새 남자친구와의 관계를
망쳐 버린다.

그 영화의 마지막에 예상치 못한 반전(경고 : 영화 스포일
러의 등장)이 드러난다. 테리는 남편이 사유지를 산책하는

동안 사고로 집 뒤 우물에 빠져 숨겨 있는 것을 발견한다. 남편은 다른 여자 때문에 그녀를 떠난 것이 아니었다. 그녀가 자신에게 말한 "스토리"는 자신이 머릿속에서 만든 것이었다. 그녀는 자신의 인식과 생각에 따라 행동했다. 진실에 따른 것이 아니었다.

우리 모두는 음식과 먹는 방식에 관한 스토리를 만든다. 아마도 우리는 자신에게 말할 것이다. *나는 건강한 식생활을 잘하지 못해. 나는 변할 수 없어. 우리 가족 모두는 뚱뚱해.* 이런 생각과 스토리는 비록 부분적으로 진실일지라도, 우리가 음식과 상호작용하며 음식에 관해 느끼는 방식을 주도한다. 당신의 생각을 단순한 인식이라기보다 사실로 취급하면, 당신은 계속 제 자리에 갇혀 있을 수 있다.

희망사항 : "비켜" 생각들

왜 나는 항상 이처럼 도움 되지 않는 생각들만 할까? 당신은 실제로 장기간 체중감량에 성공할 것이라고 생각지는 않을 것이다. 당신은 얼마간 체중을 감량했다. 그러나 어쨌거나 체중은 결국 다시 원래대로 돌아갈 것이다. 그런데도, 왜 계속 나아가지 않는가? 당신이 원하는 것이 무엇이든 왜 그것

을 먹지 않는가? 내가 이렇게 생각하는 한, 그것은 실수, 실수, 실수다. 나는 옛 습관으로 돌아간다. 이런 생각은 나로 하여금 포기하게 만든다. 나는 마음이 단지 입 닫기를 계속 원한다.

-신디

당신은 음식과 자신에 관한 부정적 생각이 단지 사라지거나, 자신을 괴롭히는 것을 중단하기를 원해 본 적이 있는가? 당신은 바람직하지 못한 생각들-어떤 면에서는 진실인 것-이 전적으로 자신의 통제 밖에 있다고 느낄 수도 있다. 당신은 불쑥 떠오르는 무작위적인 생각에 대해 할 말을 하지 못한다. 당신은 일에 바쁠 수 있다. 그리고 불현듯 수년간 생각해 본 적이 없는 고교 시절의 누군가에 관해 백일몽을 꾸고 있음을 발견한다. 또는 뉴스의 비극적 사건에 관한 충격적인 생각이 떠오른다. 당신은 자신의 생각을 지우거나, 그 생각에 지시를 내릴 수 없다.

마찬가지로, 당신은 음식에 관한 자신의 생각에 대해 통제력을 거의 가지지 못한다. 당신은 불쑥 떠오르는, 맛있는 음식에 관한 이미지를 지울 수 없다. 또 당신은 자신을 사려 없는 식생활로 유도하는 변명들-예를 들면, 나는 스트레스를

심하게 받았기 때문에 초콜릿 바bar가 또 필요해! 같이―이
마술처럼 없어지기를 바랄 수도 없다. 그것을 좋아하든 아니
든, 이런 생각들은 그냥 생긴다. 따라서 내 고객들이 자신들
의 생각을 "제거"하도록 도와달라고 내게 요청할 때, 나는 정
확히 그 일을 할 수 없다고 대답한다. *내가 할 수 있는 일은,*
그들이 마음에 떠오르는 생각들을 효과적으로 처리하도록
돕는 것이다. 당신이 생각들을 키우지 않을 때, 그 생각들을
덜 무서워한다. 결과적으로, 생각들은 시간이 지나면서 작아
지고 종종 사라져 버린다.

당신이 인간이라면, 타고난 성향은 당신을 괴롭히는 것을
피하는 것이다. 고통은 최소화하고, 즐거움은 극대화한다.
따라서 그런 생각들의 중단을 원하는 것은 충분히 이해할 수
있는 일이다. 그러나 당신이 음식에 관한 불편한 생각들을
머릿속에서 몰아내려고 노력하면 할수록, 그 생각들은 더 커
진다. 그것은 "방안의 코끼리에 관해 생각지 마라."라는 현상
이다. 당신이 코끼리에 관해 생각하지 말라고 자신에게 말할
때, 당신은 다른 것에 관해서는 생각할 수 없다. 따라서 당신
이 음식에 관해 생각지 말라고 자신에게 말할 때, 아마도 음
식은 당신이 생각하는 모든 것일 것이다.

불편한 생각을 제거하겠다는 개념은 케이트 윈슬렛과 짐

캐리가 주연한 공상과학 로맨스 영화 〈이터널 선샤인Eternal Sunshine of The Spotless Mind〉을 생각나게 만든다. 이 영화에는 고통스러운 기억을 선택해 지울 수 있는 기계가 등장한다. 여주인공은 괴로웠던 이별을 잊기 위해 기억을 지운다. 스토리가 공개됐을 때 이 이야기는 매력적으로 들리겠지만, 그것은 기억·생각 제거의 불리한 면을 밝혀준다. 부정적인 생각과 감정은 불편하지만 유용하다. 그것들은 당신이 같은 실수를 되풀이하는 것을 막을 수 있다. 또 그것들은 왜 당신이 그런 선택을 하는가를 이해하는 데 도움이 된다. 고통스럽든 아니든, 생각과 기억은 당신을 앞으로 나아가게 한다.

다행스럽게도, 당신은 긍정적이든 부정적이든 불쑥 떠오르는 생각에 어떻게 반응할 것인가를 선택할 힘을 가지고 있다. 그것은 훌륭한 해결책인 것처럼 들리지 않는다. 하지만 의식적이 되고 당신의 생각들을 사려 깊게 인식하는 것은 당신을 먼 길로 인도할 수 있다. 당신이 자신의 생각을 곧이곧대로 믿을 때, 단순히 규칙에 따라 반사적으로 행동한다. 따라서 당신의 마음이 *먹어*라고 말할 때, 당신은 이의 없이 먹는다. 또는 당신의 마음이 변명을 제시하면, 당신은 단순히 그것을 따른다. 당신이 생각들을 철저히 따르지 않으면, 생각들은 사나워져 당신의 의사결정을 통제한다. 그것들은 당신을 이리저리로 내몬다. 당신이 생각에 관해 사려 깊을 때, 무작위적인 생각들을 단순히 그것으로 간주할 수 있다. 그 순간 당신의 존재 또는 소망所望의 진정한 반영이 아닌, 무작위적인 생각으로 간주할 수 있는 것이다.

정체된 사고

당신의 사고방식이 당신의 식생활 방식에 영향을 미치는 것은 분명하다. 따라서 생각이 어떻게 당신을 잘못된 방향으로 유도하는가를 아는 것은 중요하다. 일부 사고방식은 당신을 꼼짝 못하게 해, 내가 "정체된 사고"라고 부르는 것으로 귀결될 수 있다. 당신이 교통체증에 걸렸을 때, 어떤 느낌이 드는가를 생각해 보라. 좌절, 덫에 걸린 느낌, 앞으로 나아가기 위한 간절함? 정체된 사고는 바로 이것과 같다. 당신을 낡은 패턴에 가두고 꼼짝 못하게 하는 것은 사고방식이다. 이들 8개 인자因子들 중 하나 또는 그 이상이 그 문제의 배후에 있을 수 있다.

> ▶ **자동조종장치에 따라 행동하는 것** : 운전과 마찬지로, 당신은 자동조종장치에 따라 생각할 수 있다. 자동조종적인 사고는 당신이 더 이상 자신의 행동을 의식하지 못하

는 마음 상태이다. 당신은 단지 자신에게 제2의 천성天性이 된 것을 실행한다. 그 마음은 오로지 스스로 운전하며, 당신을 그것이 원하는 곳-종종 당신이 의도하지 않은 장소-으로 데려간다. 당신은 주의력이 산만할 때, 무의식적으로 옛날 식습관과 변명에 빠져든다.

▶ **극단적인 의식을 갖는 것** : 차량 라디오의 조절장치를 다룰 때처럼, 당신은 의식을 높이거나 낮출 수 있다. 당신은 모든 생각 하나하나에 조바심을 가질 수 있으며, 그 생각들을 전혀 "듣지" 않을 수도 있을 것이다. 마찬가지로, 당신은 칼로리 하나하나에 집착하거나 좀비와 같은 방식으로 아삭아삭 먹을 수도 있다.

▶ **생각에 매달리는 것** : 당신은 하루에 무수한 생각들을 한다. 일부는 진실이지만, 일부는 단지 당신의 인식일 뿐이다. 사람들은 각각의 생각들이 전적으로 진실이며 지켜야 할 명령인 것처럼 반응하는 것이 보통이다. 당신은 생각을 흘러 보내기보다 그 생각을 잡고 그에 따라 행동할 필요성을 느낀다. 예를 들면, 마음이 *계속 먹어*라고 말할 때, 당신은 의심 없이 먹기를 계속한다.

▶ **심사숙고하는 것** : 당신은 같은 생각을 되풀이하며 그것을 멈출 수 없는 덫에 빠질 수 있다.

▶ **과거와 미래를 곱씹는 것** : 현실적으로 당신이 통제할 수 있는 것은 모두 현재 발생하고 있는 것임에도 불구하고, 과거를 곱씹으며 미래에 관해 많이 걱정할 수 있다.

▶ **반응하는 것** : 당신은 각각의 생각에 대해 감정적 반응을 한다. 예를 들면, 당신은 *배고프다*라고 생각한다. 이 생각에 대한 당신의 반응은 여러 가지이다. 안도감, 행복감, 죄의식, 공포 등. 이차적인 감정은 당신이 다음에 하는 일을 지배하는 강력한 힘을 가지고 있다. 먹을 것인가, 먹지 않을 것인가, 폭식할 것인가 등.

▶ **피하는 것** : 아마도 당신은 정신적 혹은 육체적으로 고통을 야기하는 생각들로부터 떨어져 있을 것이다. 많은 감정이 먹는 것-일부는 긍정적이며 일부는 불편하다-과 밀접하게 관련돼 있다. 당신은 음식에 관한 감정을 느끼지 않기 위해, 습관과 변명을 발전시킬 수 있다.

▶ **판단하는 것** : 자가 판단은 방어적 태도, 수치심, 회피로 귀결된다. 또 당신의 마음이 비판적 생각을 향해 다가갈 때, 그것은 다른 것들을 의식 밖으로 몰아낸다. 그것은 교실에서 "문제아"에게만 관심을 기울이는 교사와 같다. 그 교사는 지속적으로 문제아에 관해 걱정하며, 그 아이를 다루는 데 모든 노력을 집중할 수 있다. 비판

적 생각들은 당신의 감정적 에너지를 빼내며 종종 당신의 노력을 중단시키는 부정적 측면이 있다.

변명과 자가 판단

이 책은 변명과 자가 판단에 초점을 맞춘다. 나는 이것을 각각 "우회로 생각"과 "잔소리꾼 생각"이라고 부른다. 만약 당신이 체중과 씨름한다면, 아마도 이런 사고방식에 익숙할 것이다. 변명과 판단은 서로 엉켜 있을 수 있다. 당신이 사려 깊은 식생활을 하지 못하는 데 대한 변명—스트레스를 너무 받았어처럼—을 할 때, 마음은 흔히 이것을 과대포장 한다. 마음은 *나는 스트레스를 너무 받아 식생활을 바꿀 수 없고, 늘 뚱뚱하며 실패자가 될 것이다*와 같은 생각을 가지고 변명을 판단한다.

> ▶ **우회로 생각들 :** 이것들은 당신이 행동하지 못하게 조종하는 변명, 정당화, 설명이다. 그 이름은 여기서 유래됐다. 당신의 마음은 변화에서 얻는 긍정적 이득보다 부정적 이득을 강조할 때, 실천을 피할 구실을 찾는다. 결과적으로 당신은 예상되는 불편이나 공포를 회피하거나 지연시킬 이유들을 만든다. "변명"은 흔히 수치

심·자기 비난과 결합돼 있기 때문에, "우회로"는 유용한 단어이다.

▶ **잔소리꾼 생각들 :** 운전석 뒷좌석에 앉은 사람이 당신의 운전에 관해 자질구레하게 간섭하는 것과 매우 흡사하게, 당신은 자신과 자신의 식사 방식에 관해 비판적일 수 있다. 비판적이며 비난하는 내부 목소리는 부정적 사이클cycle을 만들 수 있다. 과식, 과식에 관한 자가 판단, 나쁜 감정 느끼기, 편안함에 대한 요구, 음식으로 자신을 위로하기. 그리고 그 사이클은 다시 시작한다.

이전에 내 고객들 중 한 명이었던 니나는 어린 딸과 의붓아들을 둔 36세 전업주부였다. 그녀는 수년간 체중감량을 위해 노력했지만 거의 성공하지 못했다. 니나의 가장 큰 장애물은 자신의 잔소리꾼 생각과 우회로 생각을 통과하는 것이었다. 같은 생각들이 매일 자동적으로 그녀의 머리에 불쑥 떠올라 계속 그녀의 마음속을 떠돌아다녔다. *나는 그렇고 그런 실패자야* 또는 *나는 체중감량이 무서워.* 이런 생각이 들자 그녀는 공포감을 느끼고 포기했다. 그녀의 마음은 변화를 포기하는 방법들을 만들어내곤 했다. 그녀는 *왜 괴롭혀?* 그리고 *그렇게 힘들어서는 안 돼*라고 생각하곤 했다. 그러나 실제로는 그녀는 자신의 내부 비판자의 평가를 확인하는 것

을 두려워할 뿐이었다. 이런 생각들을 극복하는 첫 걸음은
어떻게 그것들이 매일 자신을 방해하는가를 더 인식하는 것
이었다.

왜 우리는 변명을 하는가

또 변명은 '경험적 회피'로 생각될 수 있다. 경험적 회피
는 어떤 면에서 고통스러운 생각, 느낌, 감정 또는 행동과 계
속 직접 접촉하지 않고 지내는 방법을 찾고 있다(Hayes,
Strosahl, and Wilson 1999). 따라서 *나는 월요일에 건강
한 식생활을 시작할 거야*라고 생각할 때, 당신은 그 순간 느
끼기를 원하지 않을지도 모르는 감정과 느낌-변화의 불편함
과 두려움 같은 것-을 밀어내고 있을 수도 있다. "지금" 시
작하는 것은 디저트를 적게 먹거나 당신이 갈망하는 것을 먹
지 않는 것을 의미할 것이라는 생각에, 당신은 실망을 심지
어 분노를 느낄 수 있다.

정면대결 하자. 당신이 식습관을 바꾸려고 노력할 때, 듣
지 않기를 원할지도 모르는 많은 감정과 느낌이 있다. 수치
심, 죄의식, 갈망, 자책감, 대접 받고자 하는 열망 등. 당신이
변명함으로써 더 회피하고자 하면 할수록, 그 문제와 맞붙을

가능성은 더 적어진다. 당신은 그것과 직접 부딪힐 때, 도전적인 모든 생각과 느낌에서 살아남을 수 있다는 것을 깨닫게 된다.

회피는 대처對處 메커니즘이라는 것을 기억하라. 회피가 존재하는 데에는 상당한 이유가 있다. 그러나 대처 메커니즘으로 시작하는 것은 결국 문제를 야기할 수 있다. 예를 들면, 엘리베이터를 타는 것이 당신을 불편하게 만든다고 하자. 엘리베이터에서 어떤 일이 발생할 가능성은 아주 희박하기 때문에, 당신이 엘리베이터 타는 것을 방해하는 것은 실제로는 떨어지는 엘리베이터에 관한 공포가 아니다. 대신 엘리베이터를 피할 변명을 찾게 되는 것은, 무슨 일이 *있을 것*이라고 당신이 알고 있는 것이다. 엘리베이터를 타는 동안 당신은 정말로 불안감을 느낄 것이다. 내심으로는, 당신은 엘리베이터 타기를 진심으로 원한다. 엘리베이터를 타는 것은 더 쉽고 더 빠르며, 수고를 훨씬 덜 것이다. 그러나 *감정에 직면한*다는 생각은 당신을 방해한다.

당신이 식습관을 개선하고자 노력할 때 같은 일이 생긴다. 당신은 더 균형 잡힌 식사와 더 합리적인 분량을 먹기를 원한다. 그것은 당연한 일이다. 그러나 변명이 불쑥 떠오른다. 그리고 변명은 당신이 그 목표를 추구할 때 생기게 되는 느낌, 감정, 생각과 직접 접촉 하는 것을 피하도록 돕는다. 당신은 *내일 건강한 식생활을 시작할 거야*라고 생각한다. 아마도 당신은 자신이 더 많은 식사를 열망할 것을 두려워할 것이다. 아마도 당신은 실패를 두려워할 것이다. 당신이 더 많이 변병과 회피에 의지하면 할수록, 회피 행동이 더 몸에 배게 된다.

엘리베이터 사례로 되돌아 가보자. 따라서 당신은 엘리베이터를 타는 동안 자신을 진정시키고 편안하게 하기 위해, 오로지 의식의 기술에 의지하며 호흡 활동을 시도한다. 그리고 당신은 성공한다. 다음날 당신은 선택을 해야 한다. 엘리베이터를 피하기 위해 당신의 마음이 떠올리는 변명에 항복할 것인가, 어쨌든 엘리베이터 속으로 걸어 들어갈 것인가. 당신이 다시 엘리베이터를 타는 것은 필수적이다. 불편한 느낌은 매번 엘리베이터를 타면서 계속 줄어들 것이다.

이것이 의식의 실행이 필수적인 이유이다. 비유적으로 말해서, 당신은 엘리베이터 안으로 걸어 들어갈 것인가 아닌가-즉, 식사에 관한 당신의 감정과 맞닥뜨릴 것인가 혹은 그것으로부터 도망갈 것인가-에 관해 끊임없이 선택하고 있다. 당신은 우회로 생각에 귀 기울이는가, 아니면 실행에 옮겨 당신의 식습관을 바꾸는가?

왜 우리는 자신에게 최악의 비판자인가

자가自家 판단은 개를 부르는 호각과 같다. 오직 당신만이 자신의 비판적 자기 진술陳述을 들을 수 있다. 그러나 자기 진술은 강렬하고 날카롭다. 생각이 귓전을 때릴 것으로 예상될 때, 당신은 개 호각을 사용할 때처럼 그 생각을 두려워하고 피하도록 무심코 자신을 훈련시킬 수 있다. 만약 마음이 당신은 나쁘고, 어리석다거나, 그럴 가치가 없다고 말한다면, 왜 그렇게 할까?

당신은 비판적 생각들의 결과물을 삶의 많은 영역에서 관찰할 수 있다. 비판적 생각들은 체중을 줄이겠다는 당신의 노력에 단순히 참견하지는 않는다. 같은 목소리는 당신에게 말한다. 그 사람은 아마 흥미가 없을 것이기 때문에, 그와 데이트를 하기 위해 가질 법한 로맨틱한 관심을 갖지 말라고. 동일한 그 내부의 목소리는 당신이 승진할 만큼 충분히 우수한가에 관해 질문한다.

이 비판적 목소리는 어디서 나오는 것일까? 그것은 많은 다른 장소에서 발생할 수 있다.

▶ **다른 사람들** : 종종 자가 판단은 당신의 삶에 있는 사람들-어머니, 아버지, 가장 좋은 친구, 의사, 또는 괴롭히

는 사람-의 목소리로부터 발생한다. 당신은 주변 사람들의 사고방식 그리고 그들이 말하는 것을 내면화한다. 다른 사람들의 목소리를 당신의 자기 비판적인 생각으로 돌리는 것은 가능하다. 비록 그 사람이 그런 말을 하지 않았더라도 그렇다. 어떤 사람이 당신에게 말한 특정한 단어나 어구, 판단은 당신의 머릿속에 박힐지도 모른다.

▶ **개성** : 자아비판은 당신 개성의 일부일 수 있다. 만약 당신이 상황을 과도하게 분석하고 여러 시간 동안 심사숙고하는 사람이라면 특히 그렇다.

▶ **미디어** : 당신은 잡지나 다이어트 서적들에서 읽은 것들로부터 자아비판을 선택했을 수도 있다. 다이어트는 자아비판을 이용한다. 그것들은 당신에게 충분히 좋지는 않다는 확신을 줌으로써 당신이 변하도록 유혹하려고 한다. 잡지와 가십 기사들은 명사名士들의 몸에 관해 시시콜콜 이야기하면서 판단을 형성한다.

▶ **습관** : 자가 판단은 일상적인 것의 산물일지도 모른다. 아마 당신은 수년간 그렇게 해 왔기에 자기 의심의 렌즈를 통해 생각하는 데 익숙할 것이다. 믿음은 몸에 배게 되며, 매일 아침 커피 한 잔을 하는 것처럼 또는 매

일 밤 샤워 하는 것처럼 자동적으로 나타날 수 있다.

▶ **생명작용** : 당신의 생명작용은 당신을 우울한 사고에 더 취약하게 만들 수 있다. 만약 당신이 세로토닌 수준이 낮다든가 우울증 성향이라든가 다른 정신건강의 문제들을 가지고 있다면, 부산물로 부정적 비판적 사고가 생길 수 있다.

▶ **완벽주의** : 완벽주의자는 비현실적 또는 달성할 수 없는 기준을 설정한다. 또 완벽에 도달하는 것은 불가능하기 때문에 결코 성취할 수 없는 행복을 추구한다. 만약 이것이 당신의 문제라면, 당신이 달성할 수 없는 이 기준에 도달하지 못한 것을 가지고, 잔소리꾼 생각들은 당신을 괴롭힌다.

사려 깊은 식생활에서 이탈하는 것

판단과 변명들은 당신을 코스에서 벗어나게 할 수 있다. 그것을 이렇게 살펴보자. 당신이 방금 새 차를 샀다고 잠시 상상해 보라. 당신은 그것을 자랑하고 싶어 흥분해 있다. 따라서 당신은 친구를 태우며 그 친구는 뒷좌석으로 뛰어오른다. 당신은 정신없이 운전하며, 웃고 대화하며, 도로에는 단지 절반의 주의만 기울인다. 갑자기 당신은 이 길로 가면 바로 교통체증에 걸린다는 것을 깨닫는다. 만약 당신이 주의를 집중한다면 이 길로 가지 않을 것이다. 당신은 자신에게 *체증은 참을 수가 없어! 그것은 나를 짜증나게 만들 거야*라고 말한다. 따라서 당신은 그것을 피하기 위한 우회로를 필사적으로 찾는다. 오늘, 당신은 화나기를 원치 않는다. 당신은 *나는 행복해야만 해. 방금 새 차를 샀어*라고 생각한다. 따라서 당신은 교통체증을 피하기 위해 30분 동안 길을 벗어나 되돌아가기로 결정한다. 뒷좌석의 친구는 당신이 우회로로 가고 있다는 것을 알아차린다. 그녀는 앞쪽으로 기대며, 당신의 주의를 환기시키려고 앞좌석을 툭툭 친다. 그리고 모욕을 주며 명령한다. "멈춰! 여기서 돌아. 이 길을 타다니 어쩜 그렇게 어리석을 수 있어?" 그러나 너무 늦었다.

이 사례는 사려 없는 식사와 매우 흡사하다. 만약 당신이 주의를 기울이지 않는다면, 당신이 무엇을 하고 있는지를 실제로 의식하기도 전에, 자동적으로 과식을 향해 운전해 갈 것이다. 당신은 원하지 않을 수 있는 감정을 회피하려고 하기 때문에 트랙을 벗어난다. 이 결정 때문에 당신 내부의 비판이 급습해 당신을 때리기 시작한다. 결과적으로 갇혀 있음을 느끼게 된다.

사고방식은 당신을 트랙에서 벗어나게 할 수 있다. 인식의 문제, 당신의 생각에 대한 반응, 당신의 생각에 대한 의심 없는 믿음, 변명, 자가 판단이 사려 없는 사고思考의 핵심에 자리해 있다. 당신은 제2부에서, 어떻게 의식이 이 문제 많은 사고방식에 대처하는 데 도움이 되는가를 배우기 시작할 것이다.

제2부

사려 깊은 생각으로 가는 로드맵

수년 전 내 마음은 변화를 전적으로 거부했으며

비현실적인 기대로 가득했다.

내 생각은 사려 깊은 식생활에 대한 거대한 장벽이었다.

결국 내 사고방식은 '나는 할 수 없다'에서

'나는 할 수 있다'로 진화했다.

－셸리

다른 무술과 달리, 일본 무술 합기도는 평화로우면서도 공격적인 동작을 포함하지 않는다. 대신 합기도 고수들은 단순히 피함으로써 그 무술을 실행한다. 그들은 공격이 자신들을 향해 오면, 의도적으로 그쪽으로 걸음을 옮긴다. 당신이 온 힘으로 돌진해 오는 적수의 진로에서 기민하게 벗어날 때, 무슨 일이 생기는가? 당신보다 오히려 적수가 통제에서 벗어나 비틀거린다. 어떤 면에서 의식은 정신적 합기도의 한 형태이다. 당신은 자신의 사고방식과 싸우기보다 능숙하게 그것에서 벗어나야 한다.

의식은 당신의 생각과 느낌을 관리하는 유일한 치료법이다. 합기도에서처럼 당신은 자신의 생각과 싸우지 않는다. 그것은 간단하게 들릴지 모르지만 매우 복잡하다. 일반적으로 "의식"은 판단 없이 수용적인 방식으로, 의식과 주의注意를 의도적으로 현재 순간으로 이끌어내는 것으로 정의된다 (Kabat-Zinn 1990; Tapper et al. 2009). 이 과정은 양질

의 의식, 개방성, 무無판단, 수용, 무無반응성, 열정을 현재
시점의 모든 경험-즐거운 일이든 그렇지 않든-에 있게 하는
것을 포함한다(Kabat-Zinn 1990). 당신이 읽은 대로, 당신
은 지금 당장 의식을 경험할 수 있다. 그런 일은 당신이 종이
위의 단어들에 집중할 때 생긴다. 그 단어들이 당신에게 하
는 말에 마음을 열어라. 그 정보를 "옳다" 또는 "그르다"고
판단하지 마라. 그냥 받아들여라.

당신이 생각하는 방식 vs. 대상

당신의 생각들에 관해 더 사려 깊어지는 첫 걸음은 *어떻게*
당신이 생각하는가를 아는 것이다. 그것은 당신이 무엇을 생
각하는가와는 매우 다르다. 생각에 관해 생각하는 것은 초인
*지超認知*metacognition이다. 그것은 직장, 관계, 자녀처럼 당신
의 마음에 관한 "것들"을 심사숙고하는 것을 의미한다.

초인지와 대조적으로, 의식은 당신이 *어떻게* 생각하고 있
는가에 관해 생각하는 것이다. 당신은 강박감을 가지고 있는
가? 당신의 생각을 회피하는가? 당신의 생각을 포기하는가?
의식의 한 사례는 당신의 생각이 시각적 또는 청각적 이미지
를 띤 것을 인식할 때일 수도 있다. 또는 그 생각이 얼마나

오래 지속될까, 그 생각이 어떻게 진화하는가, 그 생각이 언제 소멸할까에 주의를 기울이는 것일 수도 있다.

음식 갈망에 관해 "어떻게"와 "무엇을"의 차이점을 살펴보자. 당신이 초콜릿을 열망한다고 하자. 당신은 원하는 초콜릿의 형태에 관해 생각하기 시작한다. 밀크 초콜릿이냐, 다크dark 초콜릿이냐. 그리고 원하는 캔디 바bar의 형태에 관해 생각한다. 이것은 당신이 열망하는 "무엇"이다. "어떻게"는 이 열망이 어떻게 생겨났는가에 관해 생각하는 것일 것이다. 당신은 스트레스를 받았는가? 초콜릿을 본 뒤 그것을 열망하기 시작했는가? 만약 생리전生理前증후군이 있다면, 그 증상을 경험할 때 자주 초콜릿을 원하는가? 당신의 열망이 "어떻게" 갑자기 생겨났는가를 아는 것은 믿을 수 없을 정도로 유용하다. 그것은 당신에게 자신으로부터 한 발짝 앞설 수 있는 기회를 주기 때문이다. 당신은 언제 사려 없는 식생활이 발생할지를 예상해, 그것을 예방하기 위해 더 조심할 수 있다.

사려 깊은 사고로 이동하기

당신이 더 사려 깊게 사고할 수 있는 세 가지 방법이 있다.

▶ **의식하라.** 의식의 증대, 사려 깊은 동작 취하기와 호흡 연습, 당신의 생각 관찰, 그 순간에 현존하는 것은 당신이 생각과 먹는 방식을 의식하고 관찰하는 데 도움이 될 수 있다. 이런 활동들은 당신을 과거에 살거나 변화를 연기하도록 방치하기보다 "현재"로 이동시킨다.

▶ **반응하기보다 대답하라.** 사려 깊은 사고는 당신이 생각에 대해 반응하기보다 대답하도록, 생각에 대한 새 관계를 발전시키는 데 도움을 준다. 따라서 생각이 *한입 더 먹어라!*라고 요구할 때, 당신은 자동적으로 이 생각을 따르기보다 사려 깊게 그것을 생각한다. 또 당신은 반드시 자신의 변명들에 따라 행동하지 않고 그 변명들을 "듣는다".

▶ **의식의 렌즈를 통해 보라.** 사려 깊은 마음은 호기심이 많고 개방적이며, 온정적이고 무無비판적인 방식으로 "현재"에 초점을 맞추며, 그것이 발생하는 매 순간에 주의를 기울인다. 당신이 더 사려 깊게 됨에 따라, 무비판적인 렌즈를 통해 자신을, 음식과 관계 맺는 자신의 방식을 보기 시작할 것이다. 이런 공감은 당신이 자신에게 솔직해지는 데 도움을 준다. 이에 따라 당신은 긍정적인 변화를 이룰 수 있다.

변화하기보다 수용하라

대부분의 접근법은 당신에게 단지 생각을 바꾸라고 말한다. 만약 당신이 생각의 내용을 좋아하지 않는다면, 단순히 당신의 생각을 바꿔라. 자신에 관해 부정적으로 생각하는 것을 좋아하지 말라고? 더 희망적인 생각만 생각하라. 부정적인 생각은 지워라. 긍정적인 생각을 주입하라. 그것이 그렇게 쉬운 일인가!

불행히도, 당신의 생각을 변화시키고 억누르고 무시하는 것은 식생활과 관련해서는 종종 효과가 없다. 아마 당신은 이런 접근법을 시도해 봤을 것이다. 당신은 자신에게 *그것에 관해서는 그냥 생각하지 마*라고 말한다. 레이첼 반즈Rachel Barnes와 스테이시 탄틀레프-던Stacey Tantleff-Dunn의 연구 (2010년)에 따르면, 음식 생각을 억제하려고 노력하는 것은 폭식, 음식 갈망, 그리고 다른 식이장애 증상을 예고하는 것으로 드러났다. 달리 말해서, 연구 참가자들이 음식 생각을 바꾸거나 잊으려고 노력하면 할수록, 그들의 행동은 더 나빠졌다. 이 연구의 결과는 음식 생각을 다룰 때 약간 다른 접근법의 사용을 적극 지지한다.

따라서 당신의 생각을 억누르고 싶은 자연적 충동을 다시

생각해야 할 시점이다. 대신 새로운 방법으로 당신의 생각을
이해하라. 그것은 급진적이거나 이상하게 들릴 수도 있지만,
당신의 생각을 생각 그 자체이게끔 만든다. 받아들여라, 바
꾸지 마라.

인지행동치료를 넘어서

사람들의 체중관리를 돕는 치료법은 과거 수년간 변했다.
최근까지 인지행동치료(CBT)가 부정적 사고에 대한 "해답"
이었다. 고객들이 몸과 체중에 관한 비관적이며 우울한 사고
의 파괴적 본성을 완화하도록 돕기 위해, 많은 치료사들이
CBT를 사용해 왔었다.

CBT 접근법은 아주 간단하다. 만약 당신이 괴로운 생각
을 한다면, 그것을 더 긍정적인 것으로 바꾸는 것이다. 예를
들면, CBT에서는 만약 당신이 *나는 체중감량에 항상 실패할
것이며 여생 동안 과체중이 될 것이다*라고 생각한다면, 이것
을 *재앙적 사고*로 인정한다. 재앙적 사고는 최악의 상황 시
나리오로 갑자기 바뀐다. 당신이 이것을 깨달을 때, 더 합리
적이고 현실적인 사고들로 이런 사고들을 재구성하는 방법
을 배운다. 더 현실적인 사고는, 당신이 체중감량에서 "항상"

실패하는 것은 아니며, 여생에 무슨 일이 생길지 당신은 예측할 수 없다고 지적할 것이다. 많은 경우, CBT는 당신이 비합리적인 사고방식을 인식하는 데 도움을 주기 때문에 매우 효과적이다. 당신은 무엇을 하고 있는지 인식할 때, 사고思考를 조정하고 사고에 이의를 제기할 수 있다.

아마 당신은 아주 자연스럽게 많은 CBT 치료를 할 것이다. 예를 들어, 당신의 일수가 사납고, 마음속에 오늘은 *기분이 안 좋아*라는 생각이 떠다닌다고 하자. 당신은 자신과 잡담하거나 자신에게 격려를 하는 자신을 인식할지도 모른다. 내면적으로, 당신은 *걱정 마, 내일은 좋아질 거야*라고 대답한다. 그러면 당신은 직면해 있는 불길한 날에 머물기를 중단하고, 내일 할 재미있는 일의 목록을 만들기 시작한다. 당신은 그 부정적 생각이 머릿속에서 날뛰며 하루의 나머지를 망치는 것을 성공적으로 중단시켰다.

내가 업무 과정에서 관찰했듯이, CBT는 종종 딜레마를 가져올 수 있다. 다이어트 하는 사람들에게 음식에 관한 생각을 억누르거나 바꾸려는 시도는 항상 도움이 되는 것은 아니다. 실제로 그것은 종종 사태를 악화시킨다(Barnes and Tantleff-Dunn 2010). 당신은 그 이유를 상상할 수 있을 것이다. 만약 마음이 당신에게 *나는 스트레스를 심하게 받았*

어 또는 *나는 먹을 것을 정말로 원해*라고 말하면, 마음과 싸워 이것들로부터 떼어내는 것은 매우 힘들다. 단순히 자신에게 생각이 비현실적이기 때문에 그 생각을 하지 말라고 말하는 것은 효과가 없을 것이다. 음식은 종종 위안을 줄 수 있다. 이것은 불합리한 생각이 아니다. 음식이 위안을 줄 수 있음에도 위안을 주지 않는다고 당신이 자신을 확신시키려고 시도할 때, 당신은 풀기 힘든 내면적 갈등을 야기한다. 의식은 CBT와 많은 것이 겹친다.

두 접근법은 함께 잘 작용한다. 이 사례에서, 의식은 CBT에 추가될 수 있다. 의식은 음식이 때때로 위안을 준다는 것을 당신이 인정하도록 허용하기 때문이다. 당신은 그 사실을 반박하거나 그것에 관해 자신과 논쟁을 벌일 필요가 없다. 그러나 당신은 그 생각을 따를 필요가 없다. 당신은 달리 위안을 주는 대안적代案的 활동과 행동을 찾을 수 있다.

만약 당신이 증거에 기초한 행동치료에 익숙하다면, 이 책의 활동들 중 일부는 당신에게 스티븐 헤이스가 만든 수용전념치료(ACT : Hayes, Strosahl, and Wilson 1999), 마르샤 리네한이 1993년에 만든 변증법적 행동치료(DBT), 존 카바트-진이 1990년 만든, 의식에 기초한 스트레스 완화(MBSR) 그리고 진델 세갈, 마크 윌리엄스, 존 티즈데일이 만든, 의식에 기초한 인지치료(MBCT : Williams et al. 2007)를 상기시킬 수도 있다. 또한 이들 치료 접근법은 강한 의식의 요소들을 가지고 있다. 만약 당신이 의식에 관심이 있다면, 나는 이들 치료법에 관해 더 많이 읽을 것을 당신에게 권한다. 뉴하빙거 출판사는 의식에 기초한 치료 접근법들에 관한 많은 책들을 제공한다.

사려 깊은 사고를 위한 핵심 요소들

‘사려 깊은 사고 vs. 사려 없는 사고’에 관한 중요한 요소들을 검토하고 요약할 시간을 가져보자.

- ▶ 사려 없는 사고는 자동적이며, 흔히 당신의 의식 아래에서 발생한다.
- ▶ 사려 깊은 사고는 완전히 의식적이며 현재 시점에 열려 있다.
- ▶ 사려 깊은 사고는 무無판단적이며 동정적이다.
- ▶ 생각이 사실은 아니다. 생각이 당신에게 하는 말이 당신의 행동을 결정할 필요는 없다. 당신의 생각을 명령보다는 제안으로 여겨라. 당신이 원한다면 제안은 거절할 수 있다.

▶ 당신의 생각을 관찰하라. 당신이 마음속에 떠돌아다니는 익숙한 변명과 판단을 들을 때마다 정신적으로 자신을 점잖게 쿡 찔러라.

▶ 각각의 생각을 평가하기보다 분류하라. 그것은 우회로 생각인가, 잔소리꾼 생각인가?

▶ 모든 생각-부정적인 생각이라도-을 환영하라. 생각을 가로막지 말고, 생각이 말하지 못하게 하려고 시도하지 마라. 그것들은 당신에게 가치 있는 정보를 준다. 당신이 어떤 종류-긍정적, 부정적, 중립적-의 생각을 하더라도, 개방성과 호기심으로 그것을 환영하라. "긍정"이 아닌 "사려 깊은" 사고를 하라.

▶ "의식하면서" 당신의 생각들을 다시 보내고 다시 초점을 맞춰라. 당신의 생각이 자동조종에 의해 움직이게 하지 마라. 생각이 당신에 앞서 설정한 길을 사려 없이 따르지 말고, 당신이 생각의 방향을 선택하라.

▶ 당신의 마음으로부터 한 걸음 뒤로 물러서라. 마치 생각이 영화 스크린을 가로질러 휙 지나가는 것을 당신이 지켜보는 것처럼 당신의 생각을 보라.

▶ 당신의 생각을 독백 대신 대화로 만들어라. 부드럽게 말로 대답하라. 무無판단적 방식으로 당신의 생각을 듣

고 그에 반응하라.

▶ 인내심을 가져라. 만약 당신이 10년 동안 같은 방식으로 자신에게 말했다면, 당신이 생각에 대답하는 방식은 하룻밤에 바뀌지 않을 것이다.

▶ 강박적 사고를 중단시키기 위해 의식의 이동을 사용하라. 당신의 주의력을 생각에서 감각과 동작으로 안내하라.

▶ 사려 깊은 호흡은 당신의 생각을 늦추고 당신의 마음을 현재 시점으로 되돌릴 수 있다.

다이어트에서 실패하는 가장 흔한 50가지 변명 체크리스트

당신이 흔히 생각하거나 말하는 생각들에 해당하는 빈칸에 체크 표시를 하라. 각각의 생각은 다이어트에 실패하는 가장 흔한 50가지 변명 중 하나에 해당한다. 제3부와 제4부에서 각각의 생각에 대해, 사려 깊은 응답을 하는 방법에 관한 설명을 찾게 될 것이다.

우회로 생각들 : 변명, 합리화 그리고 정당화(제3부)

☐ 내일 다이어트를 시작할 거야.

☐ 이미 망쳐 버렸어. 그런데 왜 끝장을 안 봐?

☐ 건강하게 먹을 시간이 없어.

☐ 나는 그것을 먹어도 좋아, 왜냐 하면….

☐ 건강하게 먹을 경제적 여유가 없어.

☐ 그러나 난 더 많은 음식을 원해!

☐ 내 식생활을 정상으로 되돌릴 수가 없어.

☐ 그러나 나는 이 초콜릿을 먹을 자격이 있어!

☐ 단지 난 저항할 수가 없어!

☐ 나는 붙잡혀 있어, 변할 수 없을 것 같아.

☐ 지금 당장 시도하기를 원치 않아.

☐ 뭘 먹어야 할지 결정을 못하겠어.

☐ 너무 피곤해.

☐ 쩔쩔매고 있어.

☐ 음식이 내 이름을 부르고 있어.

☐ 그것이 버려지게 할 수가 없어.

☐ 너무 힘들어 변할 수가 없어.

☐ 나는 신경 안 써.

☐ 그러나 난 배가 부르지 않아.

□ 그래, 하지만….

□ …한 다음에 바람직한 식사를 시작할 거야.

□ 난 야채를 싫어해.

□ 난 생리전증후군이야, 초콜릿이 필요해!

□ 그러나 난 그렇게 많이 먹지는 않아.

□ 내 자신을 돌볼 때, 난 이기적이라고 느껴.

□ 외식을 해야 해, 요리는 일이 너무 많아.

□ 스트레스 해소를 위해 음식이 필요해!

□ 효과가 없을까 두려워, 아무것도 변하지 않을 거야.

□ 하지만 난 달콤한 뭔가가 필요해!

□ 단지 난 너무 게을러.

잔소리꾼 생각들 : 자가 판단(제4부)

□ 이것은 끔직해, 난 이미 망쳐버렸어.

□ 이것을 해야만 해, 안 그러면 난 실패자야.

□ 단지 '노' 라고 말할 수가 없어!

□ 난 의지력이 없어.

□ 난 그렇게 먹어서는 안 돼.

□ 내가 그것을 먹지 않았기를 원해, 심한 죄책감을 느껴!

□ 그것을 먹으면, 나는 나빠.

□ 왜 내가 그것을 먹었을까?

□ 난 그런 노력을 할 가치가 없어.

□ 내 식생활을 속이고 딴짓을 했어

□ 왜 노력해? 어쨌든 효과가 없을 거야.

□ 난 다른 사람들보다 적게 먹고 있어.

□ 나를 위해 이 쿠키를 사지는 않아.

□ 지금 바람직한 식사를 하면, 나중에 쿠키를 먹을 수 있어.

□ 난 너무 뚱뚱해.

□ 그걸 견딜 수 없어.

□ 내가 과체중이 된 것은 식구들 잘못이야.

□ 체중이 줄 때 나는 행복할 거야.

□ 음식 생각을 멈출 수가 없어.

□ 식생활이 문제가 되는 것을 원치 않아.

당신의 우회로 생각들과 잔소리꾼 생각들 : 체크리스트에 없는 당신 자신의 생각들을 포함하기 위해 이 공간을 이용하라.

____

____

____

____

____

____

____

____

____

 **생각의 다이어트 : 당신의 생각을 지켜보는 것**

만약 당신이 추가적인 진술을 한다면, 이 책을 통틀어 당신의 도전은 사려 깊은 대답을 만드는 것이다. 어떻게 연민 어린 대답을 만들 것인가를 결정하는 데 도움을 얻기 위해, 이 책의 정보를 이용하라.

제3부

우회로 생각들 :
변명, 합리화, 그리고 정당화

내일 다이어트를 시작할 거야

나는 체중감량을 간절히 원한다. 아이 둘을 낳고 간호학 학위를 따기 위해 복학한 뒤, 나는 수 파운드가 늘었다. 매일 아침 출근 준비를 하고 아이들을 학교 보내려고 옷을 입히느라 분주할 때에, 나는 오늘이 먹는 것에 신경을 쓰기 시작하는 날이 될 것이라고 맹세한다. 그러나 불가피하게 오전 중반쯤 되면, 꼬르륵거리는 위胃와 바쁜 응급실 일정 때문에 달콤하고 부드러운 것을 강렬히 원하게 된다. 나는 체중감량을 진정으로 원하지만 시작할 수가 없다. 단지 시작할 수 없다는 생각이 나를 원점에 가둬둔다.

-린다

많은 사람들처럼 린다는 사려 깊은 식사에 대해 스칼렛 오하라 식의 접근법- *"그것은 내일 생각하겠다."*-을 가지고 있다. 변화를 내일, 내주, 혹은 어떤 일들이 생긴 후에 시작하겠다는 계획을 선언하지 않은 사람이 있겠는가? 우리는 흔히 우리 자신을 달래기 위해 그런 말을 한다. 그것을 실천할 의도가 없더라도, "계획"을 갖는 것은 당신의 불안감을 제어한다.

만약 당신이 흔하게 그런 말을 자신에게 한다면, 어떻게 그리고 언제 그런 말을 하는가에 주의를 가져 보라. 친구에게 윙크 하며 다이어트를 내일 시작할 것이라고 발표하는가? 혹은 아마 고칼로리 음식이나 기름진 음식을 집어들 때 반사적으로 자신에게 말하는가? 아마도 당신은 자동적으로 이 말을 할 것이다. 당신은 진실한 감정 없이 또는 그것이 무엇을 의미하는가에 관한 생각조차 하지 않고 "내일"이라고 말한다. 가끔 당신은 실제로 그것을 의미한다. 내일 시작할 것이라는 것. 그러나 그것은 훨씬 더 자주 실천을 회피하는 하나의 방법이다.

지금 즉시 자가 체크를 위한 기회를 잡아라. 자신에게 물어보라. *만약 내일 시작한다면, 나는 내 자신에게 무엇을 기대하는가?* 어떤 생각이 떠오르는가? 행동 변화를 위한 긴 목록이 눈앞에서 번쩍거리는가? 아마도 그것은 단 음식 배제, 오로지 건강한 간식 싸기, 스트레스를 주는 식사 중단 등을 포함할 것이다. 당신의 기대는 너무 높거나 달성 불가능한가? 기대가 당신의 현재 처지와 너무 동떨어져 있을 때, 당신은 좌절에 빠져 포기한다. 그것은 1마일도 달려본 적이 없는 누군가에게 마라톤을 하라고 하는 것과 같다. 스칼렛 오하라 식 사고방식 대對 사려 깊은 사고방식에 대한 당신의 감정적 반작용을 이해하라. *나는 내일 마라톤을 시작해야만 한다* 대對 *나는 오늘 한 번에 한 걸음씩 걸을 것이다.* 어느 것이 더 실천 가능하며 접근 가능하다고 보이는가?

 ## 생각의 다이어트 : 사려 깊은 식사 행동

사려 깊은 식사 행동은 당신을 현재의 마음구조로 되돌릴 수 있다. 당신의 주의를 미래의 목표에서 지금 현실적으로 할 수 있는 것으로 옮겨 놓을 것이다. 당신은 근본적으로 다른 것은 전혀 할 필요가 없다. 지금 사려 깊은 작은 것들을 취하기 시작하라.

1. 당신의 마음을 내일이 아닌 바로 현재로 초점을 다시 맞추라. 당신의 마음이 나중까지 기다리라고 말할 때, 다음과 같은 방법으로 당신의 주의를 부드럽게 현재로 돌려라.

2. 당신의 마음을 현재에 정박시키기 위해 잠깐 시간을 내어라. 내일 할 일에 관한 상상을 중단하라. 즉각적인 감각에 초점을 맞춰라. 현재 당신이 냄새 맡고, 맛보고, 듣고, 만지는 것을 확인하라. 바로 앞에 보이는 것을 설

명해보라.

3. 다음으로, 먹으려고 하는 음식에 당신의 모든 주의를 쏟아라. 그 음식은 크래커처럼 사려 깊은 식사를 실천하는 데 도움을 주는, 당신이 의도적으로 집는 것일 수 있다. 혹은 당신 마음의 충동에 따른 간식이나 음식일 수 있다. *지금은 먹어라, 다이어트는 나중에 하라.*

4. 자세히 보라. 그 음식이 무엇처럼 보이는가를 파악하라. 그것의 색깔과 형태를 말해보라. 그것의 냄새가 어떤가에 주의를 기울여라. 깊게 숨을 쉬어라. 그 향기를 맡아라.

5. 안에서 무슨 일이 일어나는가를 파악하라. 먹고 싶은 충동 즉, 음식 갈망을 가지고 있는가? 침이 고인다든가 위가 꼬르륵거린다든가 어떤 육체적 증상을 경험하고 있는가?

6. 이 음식에 관해 갑자기 마음에 떠오르는 생각이나 느낌에 주의를 집중하라. 그러면 아마 마지막으로 당신이 그 음식을 먹었을 때의 기억과 이야기가 떠오를 것이다.

7. 입속에 작은 한 조각을 넣어보라. 그 감촉을 파악해보라. 크림 같은 느낌인가, 껌 같은 느낌인가? 맛이 어떤

가를 설명해보라. 매운가, 짠가, 쓴가?

8. 씹어보고 소리를 파악해보라. 으드득 소리가 나는가,
후루룩 소리가 나는가?

9. 삼키기 전에, 당신이 씹음에 따라 그 음식의 느낌이 어
떻게 변하는가를 의식해보라. 침을 흘리며 삼키고 싶은
충동을 느끼는가? 그 음식이 입에서 녹는가?

10. 이 음식 조각이 얼마나 만족스러운가에 주의를 집중
하라. 그것이 당신의 허기 수준에 영향을 미쳤는가?
그것이 가득 찬 한 조각이라는 데에 지금 당신의 위는
어떻게 느끼는가?

11. 반복해서 시행하라.

12. 행동을 피하지 마라. 천천히 씹는 것 또는 가방을 닫
는 것처럼, 현재로선 그것이 얼마나 작든지 간에, 현
실적 단계에 초점을 맞추는 데 시간을 써라.

이미 망쳐 버렸어. 그런데 왜 끝장을 안 봐?

나는 사람들이 붐비는 서점에서 쇼핑을 하고 있었
다. 그때 한 여성이 공짜 샘플을 권했다. 그것은 초콜릿
칩과 모카 쉐이크였다. 그 작은 컵은 크림 거품 소용돌
이무늬가 훌륭하게 만들어져 있었으며 빨간 빨대가 꽂
혀 있었다. 나는 눈알을 굴리면서 말했다. "자, 오늘의
다이어트는 끝이다." 그것이 나를 정상궤도에서 이탈하
게 만든 전부였다.

—미셸

불교의 선禪에 이런 말이 있다. "가장 단단한 나무가 가장
잘 부러진다. 반면에 버드나무는 바람 따라 구부림으로써 살
아남는다." 단단한 나무와 마찬가지로, 당신은 생각이 너무
엄격할 때 쉽게 부러질 수 있다. 이미 망쳐 버렸어는 이런 엄
격함 또는 '전부 아니면 전무全無' 사고의 완벽한 사례이다.
이것은 당신이 자신을 완벽함과 실패(또는 아주 뛰어난 것과

패배) 중 하나라고 생각할 때이다. 진실은 당신이 둘 중 어느 한쪽인 경우는 드물다는 것이다.

식습관은 '전부 아니면 전무' 마음가짐을 발전시키는 주요한 기회이다. 미셸의 경우로 돌아가 보자. 그녀는 서점에서 엄격한 사고를 전개했다. 조금 구부려 모카커피를 한 모금 마시는 대신, '전부 아니면 전무' 사고가 지배하도록 허용했다. *이미 망쳐 버렸어*라고 생각함으로써, 그녀는 그날의 나머지 시간 동안 바람직한 식생활을 하겠다는 노력을 포기하는 결과를 초래했다.

대조적으로, 사려 깊은 마음자세는 개방성과 유연성이 특징이며, 열린 마음으로 *오늘 내 다이어트는 끝났다*처럼 엄격한 생각들에 대답한다. 의식 있음은 소위 "중용의 길", 또는 전부 다 먹거나 전혀 먹지 않는 것 사이의 장소를 찾는다. 예를 들면, 당신은 *전적으로 망치지는 않았어*라고 주장할 수 있다. 당신이 실수를 저질렀을 때, 포기하지 않는 최선의 방법은 의식을 중용의 길 혹은 회색지대로 이끌어, 사고를 유연하게 만드는 것이다. 미셸에게 이것은, 모카커피 한 모금이 전적인 실패는 아니라고 자신에게 말하는 것을 의미할 것이다.

이 관점에서 '전부 아니면 전무' 사고를 생각해보라. 당신이 가장 아끼는 흰색 셔츠에 작은 포도주스 반점斑點 하나를 떨어뜨렸다고 하자. 만약 당신이 그 순간에 그 사소한 불행을 관리한다면, 그 스웨터를 지킬 수 있다. 만약 당신이 *자, 어쨌든 망쳐 버렸어*라고 생각한다면, 얼룩이 자리 잡기 전에 얼룩을 제거할 가능성은 낮다. 그런데 그 스웨터는 정말 망쳐버린 것일까? 당신이 잔의 나머지 주스를 스웨터 위에 부을 가능성은 적다.

 **생각의 다이어트** : 고무밴드 사고

당신의 마음이 '전부 아니면 전무' 사고의 첫 힌트를 빨리 알아차리도록 훈련하라. 그런 일이 생기면, 당신에게서 정신적인 먼지를 털어내고 심호흡을 하라. "고무밴드 사고"를 사용해 엄격한 생각들에 사려 깊게 반응하기로 하라. 고무밴드 사고는 유연하며, "항상" "결코" "전부 아니면 전무"라는 제한적인 범주를 뛰어넘을 수 있다. 여기에 몇 가지 사례가 있다.

'전부 아니면 전무' 사고	고무밴드 응답
어쨌든 그것을 망쳐 버렸어.	늦지 않았어. 나는 항상 그것을 호전시킬 시간이 있어.
나는 아무 사려 없이 식사하는 사람이야.	나는 가끔 사려 없이 식사하기도 하지만, 사려 깊게 식사하는 사람이야.

그것을 다 먹든지, 한입도 안 먹을 거야.	나는 맛볼 수 있어. 그것이 상황을 만 들거나 깨뜨리지 않을 거야.
나는 끔찍해.	나는 대체로 바람직한 식사를 하지만 가끔 거기서 벗어나기도 해.
한입도 먹을 수가 없어.	나는 사려 깊게 적은 양을 먹을 수 있어.
다 먹어버릴 거야.	나는 사려 깊게 적은 양을 먹을 수 있어.

생각 3

건강한 식사를 할 시간이 없어

나는 이 일 또는 저 일을 하면서 정신없이 설쳐댄다. 나는 풀타임으로 일할 뿐 아니라, 아이들을 축구 연습과 피아노 레슨에 급히 데려다준다. 누가 건강하게 먹고 운동할 시간이 있겠는가? 나는 아침에 옷을 차려 입을 시간도 거의 없다. 만약 내가 서두르지 않는다면, 6개월이 지나가도 나는 정확히 지금과 똑같을 것이다.

—빅토리아

엄마, 아내, 풀타임 교사, 파트타임 음악가로서 빅토리아는 여러 가지 일을 동시에 하고 있다. 바람직한 식생활에 관해 생각할 때마다, 그녀의 마음은 바로 같은 생각으로 돌아간다. 누가 그럴 시간이 있어? 바쁜 많은 여성들과 마찬가지로, 그녀는 하루에 10가지 다른 일을 할 수 있다. 하지만 식습관 변화는 그녀의 업무 목록에서 최우선 순위를 차지하는 경우가 거의 없다.

바쁘다는 핑계로, 식습관에 주의하지 못하게 하는 우회로 생각들―종종 극복할 수 없는 장애물처럼 보일 수 있다―을 불러내는 일은 매우 흔하다. 만약 당신에게 여유 시간이 없다고 느끼면, 자신에게 지나치게 엄격하지 않게 노력하라. 당신은 시간 때문에 허덕인다. 괜찮다. 마음이 바쁜 스케줄을 옹호하고 설명하기를 원한다는 것을 당신은 깨달을 수 있다.

만약 시간이 부족하다는 변명이 당신에게 친숙하게 들린다면, 아마도 당신은 생활이 느려질 때까지 더 건강하고 더 사려 깊은 식생활을 연기하고 있는 것일 것이다. 아마 당신은 지금보다 더 조용하고 더 한가한 시간을 찾지 못할 것이라는 점을 상기하라. 그리스 철학자 헤라클리투스가 말했듯이, "당신은 결코 동일한 강물 속으로 들어갈 수 없다. 항상 새로운 물이 당신에게 흘러가기 때문이다."

그러니 *난 시간이 없어*는 자동적인 생각이라는 점을 기억하라. 흔히 그것은 실제로 진행되고 있는 것의 앞을 가리는 연막煙幕이다. 자신이 이렇게 생각하는 것을 인식할 때, 당신의 마음은 바로 거기서 멈춘다. 아마도 당신은 *그래, 그건 사실이야*라고 대답한 다음 다른 일로 복귀할 것이다. 이 생각을 맹목적으로 받아들이지 마라. 더 깊은 차원에서 그것에 관해 생각해보라. *"난 시간이 없어."*라고 함으로써 내가 진정으로 의미하는 것은 무엇인가? 하고 자신에게 물어라.

 **생각의 다이어트 : 당신의 시간에 유의하기 그리고 그것을 수월하게 만들기**

당신의 시간에 유의하라. 좋은 뉴스는, 사려 깊은 식사는 시간이 많이 걸리지 않는다는 것이다. 왜? 당신은 필사적으로 먹는 음식을 바꾸거나, 특별한 식품점에 가기 위해 평상시와 달리 수 마일씩 운전할 필요가 없다. 대신에 당신이 늘 하는 것을 하라. 단, 더 많은 의식意識을 가지고 하라. 이 일은 추가적인 시간을 필요로 하지 않는다.

예를 들면, 당신이 매일 밤 가족을 위해 저녁 준비를 한다고 하자. 당신은 평소 식사와 다른 어떤 것을 요리할 시간이 없다고 생각한다. 메뉴를 바꾸지 않는 대신에, 먼저 당신이 항상 먹는 것에 사려 깊음을 적용하도록 노력하라. 만약 당신이 피자를 먹는다면, 사려 깊게 그 피자를 계속 먹어라.

이 주의 깊은 의식을 통해, 자연스럽게 당신은 먹는 방식, 그리고 종종 먹는 대상을 바꿀 것이다. 다음 식사에서 먹기 전에 잠시 멈춰라. 어떻게 하면 나는 더 사려 깊게 이 식사에 접근할 수 있는가? 하고 자신에게 질문하라.

만약 당신이 다른 것을 할 시간이 없다면, 다음 요소들에 주의를 집중하라.

☐ 먹는 동안 앉아 있는가?

☐ 동시에 여러 가지 일을 하지 않고 오직 음식에만 집중하는가?

☐ 깨지락거리거나 조금씩 뜯어 먹는 것 같은 습관적 행동에 주의를 집중하는가?

☐ 음식을 입속으로 "탁 집어넣는가" 또는 한 번에 한입씩 천천히 먹는가?

☐ 정말로 음식의 맛을 보는가? 그 질감, 향기, 온도를 인식하는가?

☐ 한입을 완전히 마칠 때까지 이 한입에 관해서만 생각하며 이것에 머물러 있는가?

☐ 배고픔의 수준-실제로 배고프다, 적당히 배고프다, 매우 배고프다-을 측정해 그에 맞게 먹는가?

☐ 먹는 동안 포만감을 측정하는가? 한입 먹을 때마다, 얼마나 나는 배부른가? 하고 자신에게 물어라.

그것을 수월하게 만들어라. 자신을 돌보는 일부 행위는 선택적이지 않다. 어쨌거나 바쁜 생활 속에서 우리는 샤워하고, 이 닦고, 시간을 필요로 하는 다른 많은 일을 할 시간을 발견한다. 우리가 이런 방식-즉, 그것은 선택이 아니라 감정적 충돌 없는 주어진 것이다-으로 건강한 식생활과 운동에 관해 생각할 수 있다면 좋을 것이다. 그러나 현실은 그처럼 간단하지 않다. 건강한 행동을 기존의 일상 행동과 연결하는 것이 도움이 될 수 있다. 예를 들면, 가끔 사람들은 이를 닦은 후 약을 먹는다. 아마도 당신은 매일 저녁 샤워하기 전에 직장에 가지고 갈 건강한 간식을 싸거나, 매주 종교행사 후 건강한 식품을 쇼핑하러 갈 수 있었을 것이다.

건강한 식생활을 가능한 한 쉽게 만들어라. 그래서 당신이 지나친 노력이나 시간을 소진하게 않게 하라. 당신은 좋아하는 것보다 *편리한 것*을 먹을 가능성이 더 크다(Wansink 2004). 당신은 이 원칙을 유익하게 사용할 수 있다. 건강한 식품을 쉽게 접근할 수 있는 곳에 보관하라. 과일 그릇을 당신의 시선이 직접 가는 쪽의 카운터에 두라. 건강한 간식을 당신의 주머니에 넣고 다녀라. 음식을 조금씩 뜯어 먹거나 깨지락거리는 것을 불편하고 힘들게 만들어라. 음식을 찬장 뒤편, 냉동고, 꼭대기 선반에 숨겨라. 만약 당신이 진정으로 그것을 원한다면, 그것을 꺼내 오는 데 시간을 투자해야 할 것이다. 간식 보관장소를 바꾸는 것은 간단하지만 효과적인 요령이다.

생각 4

나는 그것을 먹어도 좋아, 왜냐 하면…

나에게는 지금 사려 깊은 식사를 할 수 없는, 온갖 종류의 강력한 이유들이 있다. 독감에 걸렸다, 직장에서의 위기를 처리해 왔다, 내 아이가 학교에서 곤경에 처했다, 30번째 생일을 축하했다. 내가 사려 없는 식생활을 합리화할 수 있는 방법들의 리스트는 계속 나열될 수 있었다. 그러나 현실은, 내가 여기저기서 조금씩 지키지 않을 때 두려움을 느끼게 된다는 것이다. 그것은 추가로 한두 입씩 먹는 것처럼, 전형적으로 작은 방식으로 시작된다. 더 많이 먹으면 먹을수록, 나는 사려 없는 식생활을 정당화하기 위해 더 많은 변명을 찾는다.

－제시카

제시카의 마음은 감정적 식생활을 합리화하기 위해 안간힘을 썼다. 그녀는 그것을 "프레첼 사고pretzel thinking"라고 불렀다. 그녀의 마음은 왜 사려 없는 식생활이 "괜찮은가"를 설명하기 위해, 나는 그것이 쓰레기장으로 가기를 원치 않을 거야 또는 할머니를 화나게 하기를 원치 않기 때문에 피자를 한 조각 더 먹어야만 했다처럼, 자신의 생각을 이렇게 저렇게 구부렸다.

왜 정당화와 합리화는 그처럼 쉽게 말해지는가? 일이 이치에 맞지 않을 때 마음은 진정될 수 없다. 따라서 당신이 사려 깊은 식생활과 상충되는 방식으로 행동할 때, 비록 그것이 진정으로 당신이 원하는 것이었다고 해도, 마음은 설명이나 정당화를 만들어내야만 한다. 마음은 그 격차를 설명하는 데 도움 되는 정신적 가교를 만든다.

합리화는 평가절하, 변명, 정당화, 부정否定, 그리고 사정이 실제와는 다르다는 가장假裝을 포함한다. 합리화하는 말은 이번 한 번은 괜찮아 그리고 이 칼로리는 실제로 중요하지 않아와 같은 것들을 포함한다.

 **생각의 다이어트 : 괜찮다고 하는 것을 중단하고 설명하기 시작하라**

1. **괜찮아, 왜냐 하면…에 사려 깊게 응답하라.** 그것이 합리화일 것이라는 점을 부드럽게 인정하라. 그런 다음에, 자기 잇속을 챙기는 합리화의 목적을 파악하라. 이

문장을 완성하라. 사려 없는 식생활의 합리화는 …의 목적을 위한 것이다. 예를 들면, 사려 없는 식생활의 합리화는 죄의식을 줄이려는 목적을 위한 것이다 또는 그것은 진정한 선택권이 없다는 것을 내게 확신시킴으로써, 내가 결정 내리는 것을 회피하게 할 수 있다라고 당신은 생각할 수도 있다.

2. **관찰하라.** 당신이 정당화할 때 하듯이, 자신의 행동을 옳다 또는 그르다고 여기지 말고, 당신이 먹기를 원하는 것-또는 먹은 것-과 그 이유를 설명하라. 예를 들어, 당신의 마음이 디저트 먹는 것을 정당화하려고 한다고 하자. 당신은 *괜찮아. 아이들이 내가 디저트를 먹어야 한다고 우기기 때문에 그것을 먹어야 한다라고* 생각한다고 하자. 사려 깊은 접근은 그것이 옳은가 그른가를 판단하지 않고, 일어난 일을 단순히 설명할 것이다. 당신은 자신에게 *아이들이 내가 디저트를 먹어야 한다고 우기고 있어라고* 말할 것이다. 당신은 단순히 딜레마를 설명함으로써, 이 선택에 관해 내장內臟이 당신에게 말하는 것에 귀를 기울여라.

3. **조심하라!** 당신의 생각은 매우 교활할 수 있다. 마음은 심지어 사려 깊은 처신을 사려 없는 식생활의 정당화로

왜곡할 수 있다. 예를 들면, 마음의 안정을 위해 컵에 든 이 케이크를 먹어도 괜찮아. 왜냐 하면 난 그것을 사려 깊게 먹기 때문이야. 그것은 속임수다. 그러나 사려 깊은 마음가짐을 갖기 위해, 합리화하는 행동에 빠져들지 않는, 부드럽고 용서하는 정신이 중요하다. 당신이 더 적게 판단하면 할수록, 자신에게 더 정직해질 것이다.

건강하게 먹을 경제적 여유가 없어

나는 아이들에게 사 줘야 할 학생복, 주택담보 대출금, 지불해야 할 많은 요금청구서들이 있다. 나는 건강하게 먹을 경제적 여유가 없다. 건강음식은 너무 비싸다. 만약 정부가 나 같은 사람들-그럭저럭 살아가며 요금청구서들을 지불하는 사람들-을 위해 건강음식을 싸게 해 주지 않으면, 나는 어떻게 이 상황을 호전시켜야 할지 모른다.

-제니

돈이 넉넉지 않다는 것은 식습관을 바꾸고자 노력하는 제니와 같은 사람들에게 매우 실제적인 억지력이다. 체육관 회원권이 비싼 것은 사실이다. 건강음식은 패스트푸드 메뉴품목들보다 더 비쌀 수 있다. 패스트푸드는 옥수수 시럽-감미료, 구운 제품들, 다른 정제 식품들을 위한 것-을 만들기 위해 사용되는 곡물 제품 대부분에 대한 연방 보조금 덕분에 부분적으로 더 싸다. 당신의 재정에 관한 걱정들 중 일부는 실제적인 장벽이다. 그러나 다른 때에 그 걱정들은 우회로 생각의 다른 사례가 될 수 있다.

다른 면은, 과체중이 되는 것은 또한 재정적 손실이라는 점이다. 과체중이 되는 것의 비용은 크며, 여러 가지 방법으로 당신의 호주머니에서 직접 돈을 빼간다. 비만은 건강관리 비용을 의미 있게 증가시킨다(Freedman 2011). 이것은 더 높은 보험료율, 더 잦은 의사 면담, 체중 관련 질병에 대한 치료, 보수를 받지 못하고 놓친 일의 형태일 수 있다. 가장 큰 비용은 흔히 당신의 은행계좌와는 무관하다. 초과 체중은 자존심을 빼앗아 당신의 대인관계와 건강을 더 복잡하게 만들 수 있다. 예를 들면, 제니의 체중은 말 그대로 그녀를 죽이고 있었다. 그녀의 체중은 수년간 조금씩 천천히 늘어나, 당뇨병 때문에 약물치료를 받는 단계에까지 왔다. 약물치료 비용이 비싸지만, 심리학적 대가는 훨씬 더 파괴적이었다. 그녀는 자녀들과 놀기 위해 마루에 무릎을 꿇지 못했고, 공원까지 몇 블록도 걸을 수 없었다. 제니는 어느 누구에게도 자신의 수영복 모습을 보여주지 않으려고 했기 때문에, 자녀들을 수영장에 데리고 가지 않았다. 생활은 즐거울 수 있는 가능성에도 불구하고 결코 그렇지 않았다. 어떻게 해서 나는 생활을 이 지경으로 만들어 버렸을까? 그녀는 유감스럽게 생각했다. 그녀에게 건강음식의 비용과 과체중이 되는 것의 대가는 둘 다 너무 컸다. 건강한 식생활은 결국 그녀의 돈을 절약했다. 그녀는 전체적으로 음식을 덜 샀으며, 충동구매로 인한 낭비를 중단했다.

마음이 당신에게 식습관을 바꿀 충분한 돈이 없다고 말할 때, 눈을 감고, 지금부터 6개월 뒤 아무것도 변하지 않았다고 상상하라. 이 시나리오를 생각할 때, 어떤 감정과 생각이 떠오르는가를 인식하라. 어디서 당신은 불편함을 느끼는가? 당신의 마음에서, 몸에서, 자존심에서? 지금 이 순간 정확히 당신이 있는 곳에 계속 머물 때의 감정적, 육체적, 심리학적 비용에 당신의 주의를 집중하라.

확실히 당신은 그 문제와 씨름하기 위해, 공짜 혹은 저비용의 방법에 관한 전체 목록을 만들 수 있다. 야외 산책, 쿠폰 사용, 지나친 패스트푸드 주문하지 않기, 요리, 불필요한 정크푸드 삭감 등. 그러나 결국 가장 중요한 것은, 그것은 실제로는 돈 문제가 아니라는 점이다. 그것은 자기 평가에 관한 문제이며, 당신이 비용을 얼마나 부담할 것인가를 아는 것에 관한 문제이다.

 **생각의 다이어트 : 비용에 관해 주의하기**

당신이 음식에 돈을 얼마나 쓰는가에 관해 사려 깊게 처신하라. 1주일 동안, 음식을 살 때-외식하든, 식품점에서 구입하든, 편의점에서 간식을 사든-마다, 영수증을 챙겨라. 먹은 뒤에는 각각의 음식 구입이 당신의 몸에 어떤 느낌을 주는가에 주의를 기울여라. 영수증 뒷면에 당신이 경험한 것을 적어라. 당신이 건강음식에 돈을 얼마나 썼는가, 그리고 건강하지 못한 선택에 돈을 얼마나 썼는가 합계를 내보라. 또 당신이 사용할 수 있는 "다이어트" 제품뿐 아니라, 당신이 얼마나 많은 의료비를 쓰는가를 계산에 넣어라. 각각의 음식 구입을 당신 자신에 대한, 당신의 건강과 자존감에 대한 작은 투자로 생각하기 시작하라. 난 건강한 식생활을 하지 말아야 할 경제적 여유가 없어로써 난 그것을 할 경제적 여유가 없어에 대답하라.

그러나 난 더 많은 음식을 원해!

난 계속 더 많이 원한다. 그것은 마치 내가 보이지 않는 이 선線-"충분히"라고 말하는 선-을 향해 걸어가고 있는 것과 같다. 나는 그곳에 도착하기 위해 계속 먹고 먹는다. 그리고 나는 돌아서서, 그 선을 훨씬 지나쳐 그것을 볼 수조차 없다는 것을 깨닫는다.

-조던

로라 너머로프Laura Numeroff가 글을 쓰고 펠리시아 본드 Felicia Bond가 그림을 그린 아동도서 〈만약 네가 쥐에게 쿠키를 준다면If You Give a Mouse a Cookie〉은 더 많은 음식 갈망에 관한 가치 있는 교훈을 주는 이야기이다. 그 이야기에서, 작은 쥐는 어린 소년에게 쿠키를 요구한다. 어린 소년이 이 요구를 받아들이자, 그 쥐는 쿠키와 함께 할 우유를 요구한다. 이 교환은 옷, 셔츠, 펜, 종이, 그리고 다른 것들에 대한 요구로 걷잡을 수 없이 커진다. 결국 그 쥐는 다른 쿠키를 요구한다. 그래서 계속해서 더 많은 쿠키를 원하고 요구한다.

아마도 당신은 그 작은 쥐와 같을 것이다. 당신은 계속해서 마음이 *제발, 더*라고 말하는 것을 듣는다. 그리고 한입은 다른 어떤 것을 원하는 것으로 귀결되며 나선형으로 계속 이어진다. 이것은 종종 음식 문제라기보다 욕망의 문제이다. 우리는 모두 끝없는 욕망의 구렁텅이를 가지고 있다. 가끔 우리는 음식을 원한다. 다른 때에 우리는 돈, 가정, 차를 원한다. 우리는 많이 더 많이 원한다.

진정으로 만족감을 느끼기는 어렵다. 만약 당신이 더 많은 음식을 원하는 것과 싸운다면, 당신이 직면해 있을지도 모르는 문제는, 당신이 육체적 만족보다 특별한 감정의 상태를 추구하고 있다는 것이다. 당신은 정말로 자신에게 *나는____라고 느껴야만 해*라고 말하고 있을지도 모른다. 당신은 자신에게 적용되는 것은 무엇으로든 빈칸을 채울 수 있다. *배부르다, 행복하다, 만족스럽다, 기쁘다* 그리고 기타. 당신이 일반적으로 만족감과 싸우고 있는지 여부에 관해 생각해보라. 광고는 불만족의 메시지로 우리를 괴롭힌다. 그들은 이 전략을 자신들에게 유리하게 사용한다. 당신이 이 제품을 사면, 더 행복해질 것이다. 이것은 우리에게 더 많이 원하도록, 더 좋은 것을 추구하도록, 계속 욕망하도록, 행복하기 위해 계속 노력하도록 가르친다. 만족하는 것은 불행히도 매우 저평가돼 있지만, 그것은 사려 깊은 식생활로 가는 열쇠이다.

 ## 생각의 다이어트 : 사려 깊게 만족하기

1. **자신에게 집중하라.** 마음이 한입만 더 또는 제발, 더라고 말하는 것을 들을 때, 그리고 육체적으로 배부르거나 그만 먹어야겠다고 느낄 때, 당신의 이름을 크게 여러 번 말하라. 침착하고 동정적인 그러나 단호한 어조로 그것을 반복하라. 마치 당신이 어떤 사람의 주의를 끌려고 노력하는 듯이 그것을 말하라. 지금 당장 그렇게 하라. 당신이 자신의 이름을 크게 말하는 것을 들을 때, 당신은 어떤 느낌이 드는가를 인식하라. 그것은 당신의 관심을 즉시 현재로 이동시킨다. 당신이 주의하지 않고 있을 때 누군가 당신의 이름을 부르는 것과 마찬가지로, 그것은 당신을 최면상태에서 깨어나게 한다.

2. **무엇 때문에 배고픈가?** 당신은 배부르다고 느끼지 못하지만, 먹은 양을 고려하면 이것은 타당하지 않다고 내장이 당신에게 말할 때, 다음 문장들을 완성하라. *나는＿＿라고 느껴야만 해.* 당신은 무슨 일이 생겨야 한다고 주장하고 있는가? 그것을 *나는 ＿＿라고 느껴와*

비교하라. 지금 당신이 어떤 감정을 느끼고 있는가를 명쾌하게 파악하라.

3. **실천하라.** 자신을 만족감에 친숙하게 만들어라. 당신 생활의 모든 측면에서 만족의 영역을 찾아라. 의자에 앉아라. 나는 있는 그대로의 이 의자 덕분에 행복해. 그것은 효과가 있어. 편안해라고 자신에게 말하라. 이런 종류의 실천은 당신이 먹으면서 언제 만족을 느끼는가를 인식하는 데 도움을 줄 것이다. 먹고 난 뒤에 의도적으로 나는 좋다고 느껴라고 생각하라. 이것은 좋거나 나쁜 것이 아니라, 단지 괜찮다는 것임을 인식하라.

내 식생활을 정상으로 되돌릴 수가 없어

나는 수일 동안 매우 잘할 수 있다. 그리고 갑자기
조금 마음대로 한다. 그것은 마치 내가 전부를 포기해
버린 것 같다. 무얼 해도, 난 정상으로 되돌아갈 수 없을
것 같다. 나는 계속해서 먹고 또 먹는다.

-메어리

메어리는 고속도로에서 자신의 출구를 놓쳤다. 그녀는 단
지 라디오에서 나오는 좋아하는 노래를 따라 흥얼거리며 잠
시 방심했다. 그녀는 다음 출구에서 나갔다. 30분 동안 그녀
는 완전히 길을 잃고, 어떻게 큰 길로 복귀해야 할지 몰랐다.
그녀는 화가 났다. 그녀의 마음은 계속 *나는 많은 시간을 낭
비하고 있어* 그리고 *내가 주의만 했더라면, 이런 곤경에 처
하지 않았을 것이다*라고 말했다. 그녀는 침착해지기 위해 차
를 세우고, 몇 번 심호흡을 했다. 그리고 자신이 어디에 "있
어야만 하는가"에 관해 자책하지 않고 다시 시작했다.

건강한 식생활 트랙에서 벗어나기는 쉽다. 식사할 때 마음이 산만하면, 자동적으로 당신은 자동 조종操縱과 오래된 사려 없는 식습관으로 이동한다. 식생활은 부단히 주의력 있는 마음가짐을 요구한다.

아마도 당신은 이것을 직접 경험했을 것이다. 아침에 당신은 동기를 부여 받고 힘을 얻는다. 그리고 건강음식으로 점심 도시락을 싼다. 오후에 당신은 자판기 간식에 *사양한다*라고 말한다. 생활은 건전하며 당신은 잘 하고 있다. 그런데 깨닫기도 전에 갑자기 당신은 트랙에서 벗어난다. 당신은 바쁘고 과도한 스트레스를 받는다. 자동적으로 당신은 정신적 위안을 얻기 위해 막대 캔디를 집는다. 한 번의 이 편안한 간식은 여러 번 더 이어진다. 당신은 잘 행동한 것에 대해 자신을 꾸짖고 "절제를 포기한다". 그런 일이 생기도록 당신이 노력하면 할수록, 당신이 그렇게 할 가능성은 더 작아진다.

 **생각의 다이어트 : 트랙에 오르기**

당신은 계속 과거를 현재에 비유함으로써 트랙 이탈을 악화시킨다. 아마도 당신은 *그래, 어제 나는 이처럼 과식하지 않았어. 그런데 뭐가 문제야?*라고 생각할 것이다. 그것은 과거 당신이 있었던 곳에 있기를 열망하는 것이며, 그때로 뛰

어들려고 시도하는 것이다. 대신, 현재 당신이 있는 곳을 수용하라. 자신에게 *나는 바로 지금, 내가 있는 이곳에서부터 시작할 것이다*라고 말하라. 메어리가 그 사례에서 했듯이, 자신을 진정시키기 위해 몇 번 심호흡을 하라. 트랙으로 복귀하는 최선의 방법은 당신이 한입 먹을 *때마다* 집중하고 사려 깊게 하는 것이다. 당신의 생각이 표류할 때, 침착하게 비판 없이, 먹는 과정으로 마음을 돌려 그것에 집중하라.

만약 당신이 정체기에 있었거나 꼼짝할 수 없다면, 아마도 자동 조종으로 이동했을 것이다. 자동 조종에서 벗어나기 위해, 당신의 일상 습관들을 조금만 흔들어라. 테이블에서 다른 의자에 앉아라. 다른 방에서 식사하라. 의도적으로 오래된, 같은 것 대신에 다른 간식을 먹어라. 저녁 TV를 시청하는 동안 간식을 피하는 대신에, 당신이 좋아하는 저녁 TV쇼를 녹화해 아침에 그것을 시청하라.

당신이 얼마나 많이 먹고 있는가에 초점을 맞추지 말고, *질質*에 초점을 맞추라. 이미 당신이 자연스럽게 하는 것을 어떻게 개선할 수 있는가-그것이 아무리 사소할지라도-를 보라. 예를 들면, 같은 운동을 약간 더 강하게 하라. 또는 같은 음식을 먹되 집중에 방해되는 것들은 모두 치워 버려라. 이 과정에 좀 더 의식을 집중하라.

하나의 사려 깊은 실험. 부분적으로, 지금 당장 당신은 사려 깊은 식생활을 시작한 것을 또 후회할지도 모른다. 그 요구의 자유로운 본성이 당신을 압도하기 때문이다. 당신의 마음은 *나는 이것을 영원히 할 수 있다고는 생각지 않아*로 뛰어오른다. 단순히 하나의 실험을 한다는 데 동의함으로써 생각의 정체를 제거하라. 단지 이번만은, 만약 당신이 새로운 것을 시도한다면 무슨 일이 생길까를 보는 데 동의하라. 단지 하나의 실험으로서 메뉴에서 더 건강한 선택을 하고 있다고 자신에게 말하라. 당신의 유일한 목적은 정보 수집이다. 당신은 어떤 다른 것에 장기간 전념할 필요가 없다. 이것을 간단한 재판이라고 생각하라. 식사의 마지막에서 실험은 끝난다. 당신의 대답에 관해 생각해보라. 너무 어려운가? 괜찮은가? 당신의 기대 이상인가? 매 식사마다 작은 "실험들"을 계속 설정하라.

그러나 나는 이 초콜릿을 먹을 자격이 있어!

달콤한 것을 먹고 싶다는 유혹에 빠질 때, 나는 내 자신에게 말한다. 나는 이것을 먹을 자격이 있어! 만약 직장에서 "일을 잘 하면", 나는 좋아하는 소형 밀크 초콜릿을 산다. 나는 스스로에게 말한다. 나는 좋은 사람이다. 따라서 한 개를 먹어야만 해.

―트리샤

트리샤는 식생활에서 산타클로스 접근법을 사용한다. 그녀는 자신이 "부족했는가" 또는 "잘 했는가"에 따라 맛있는 것을 먹도록 허용한다. 만약 그녀가 점심에서 칼로리를 줄이면, 다음 식사는 외식하며 애피타이저와 주요리를 주문한다. 결국 그녀의 마음은 *나는 그것을 먹을 자격이 있어*라고 말한다.

불행히도, 우리들 중 많은 사람들은 먹을 것인가의 여부를 현실적 배고픔보다 우리 행동의 가치―즉, "선善"―에 의해 결정한다. 그것은 결코 놀랄 일이 아니다. 우리는 끊임없이 음식과 다른 것들로써 우리 자신과 다른 사람들을 보상한다. 아마도 당신의 사장은 업무를 잘 처리한 뒤에는 좋은 레스토랑에 갈 수 있는 증서를 선물로 줄 것이다. 또는 당신이 전부 A인 성적표를 받은 것에 대해 당신의 엄마는 특별한 저녁을 요리해 줄 것이다. 아마도 당신의 집 입구의 눈을 치워준 이웃에게 당신은 파이를 만들어 줄 것이다. "선한" 행동은 흔히 음식으로 보상 받는다.

응당함을 음식에 결부시키는 것은 위험이 따른다. 그 응당함은 급회전할 수 있다. 그 이면에는 종종 당신은 개인으로서 어느 정도 자격 있다는 가정이 있기 때문이다. 종종 당신은 자신이 선하지 않다고 느낄 수 있으며, 결과적으로 먹을 자격이 없게 된다. 그리고 음식 박탈-그리고 종종 나쁜 감정이 들게 하는 과식-은 형벌로 사용된다.

당신은 감사에 초점을 맞춤으로써 응당함에 기초한 식생활을 개선할 수 있다. 먹을 음식이 있으면 행운이라는 사실을 간과하기는 쉽다. 이 말은 죄의식을 조장하거나, 당신이 나쁜 감정을 느끼게 하려는 것이 아니다. 한 가지 생각만 하는 마음-음식을 선한(그리고 나쁜) 행동과 연관시키는 마음-을 갖는 것이 얼마나 쉬운가를 보여주려는 것이다.

 **생각의 다이어트 : 응당함에서 감사함으로**

감사의 힘에 의해, 당신의 마음가짐은 음식을 보상 수단으로 사용하는 것에서, 가진 것에 대해 더 감사하는 자세로 바뀔 수 있다. 2010년의 연구 검토에 따르면, 감사는 건강상 많은 이점을 제공한다. 감사하는 것은 기분, 자존심, 우울, 삶의 만족, 역경을 극복하는 능력에서의 개선, 그리고 긍정적인 감정들과 관련이 있다(Wood, Froh, and Geraghty 2010). 당신이 현재의 감사하는 마음으로 식생활을 하는 데 도움이 되는 몇 가지 제안이 있다.

▶ 당신의 마음가짐이 행동을 칭찬하기 위해 음식을 사용하는 것으로부터 멀어지게 하라. 만약 당신이 자신에게 *나는 이것을 할 자격이 있어*(혹은 *나는 그것을 할 자격이 없어*)라고 말하는 것을 들으면, 잠시 멈추어라. 당신의 주의를 위장胃腸으로 돌려라. 당신의 초점을 이동시키기 위해, 위장에 손을 얹는 것이 도움이 될 수 있다. 응당함의 느낌보다는 배고픔의 수준 또는 먹고자 하는 실제적인 욕구에 기초해, 음식을 먹을 것인가 말 것인가 여부를 결정하라.

▶ 당신 자신에게 정직하라. 당신의 마음이 *나는 이 음식을 먹을 자격이 있어*라고 말하는 것을 인식할 때, 이 말

을 나는 그것을 원해 또는 나는 그것을 갈망해로 바꿔라. 만약 당신이 선한 행동으로써 초콜릿이나 다른 음식 먹는 것을 정당화해야 한다면, 그것은 당신이 그 특정 음식을 먹어도 좋다는 허락을 자신에게 충분히 하지 않고 있다는 것을 의미하는 붉은 깃발이다. 제약은 흔히 역효과를 낳으며, 당신이 그것을 더 원하게 만든다. 당신의 마음은 그것에 "좋아"라고 하기 위해, 정교한 반응을 만들어야만 한다. 나는 내 자신에게 이 음식을 먹어도 좋다는 허락을 한다. 그것을 원하면 먹을 수 있는 선택권에 대해 나는 감사한다라고 자신에게 말하라.

▶ 당신이 나는 자격이 있어라고 생각할 때, 고마워로 응답하라. 처음 생각의 장악력을 느슨하게 하고 그 생각의 방향을 응당함으로부터 돌리기 위해, 고마워를 여러 번 되풀이해 말하라.

▶ 나는 편안함과 즐거움을 즐길 자격이 있어. 그리고 그 목적을 달성하는 데에는 먹는 것 말고도 여러 가지 방법들이 있어라고 자신에게 말하라.

▶ 당신 포크의 그 음식을 바라보라. 그리고 그 특정한 작은 조각에 대해 감사를 표시하라. 그 조각이 뜰에서 식탁으로 옮겨진 과정을 시각화하라. 중국 속담을 생각하

라. "쌀밥을 먹을 때, 쌀을 심은 사람을 기억하라."

▶ 만약 도움이 된다면, 먹기 전에 작은 기도문이나 의미 있는 인용문을 말하라. 이렇게 말할 수도 있다. *나는 그것이 주는 능력, 조심성, 체력, 힘 때문에 이 음식에 감사한다.* 이 말이 *나는 이것을 할 자격이 있어*와 얼마나 다르게 들리는가를 인식하라.

▶ 감사일기를 써라. 당신이 감사하고 있는 것에 관해 기록하라. 눈 내리는 날의 따뜻한 식사 또는 당신이 아플 때 식사를 가져다주는 친척 등. 종종 사람들은 감사를 표현하기 위해 사회적 연결망에 글을 올린다.

▶ 감사를 실천하라. 당신이 감사를 더 자주 표현하면 할수록, 더 좋다. 처음에 당신은 의도적으로 감사해야 할 수도 있다. 시간이 지나면서 반복된 인식에 의해 당신의 마음은 자동적으로 감사할 것이다.

단지 난 저항할 수가 없어!

나는 내 자신에게 간식을 하지 말라고 애원하고, 간청하고, 회유하면서 노력했다. 만약 내가 내 자신에게 한입을 약속하면, 그것은 다섯 입 더 하는 것이 된다. 내 자신에게 전적으로 절망하고 좌절할 때, 나는 폭발한다. 내 자신에게 호통 친다. 나는 고래고래 악을 쓴다. 그리고 음식을 먹지 못하게 하려는 심한 벌로써 내 자신을 협박하기 시작한다. 저녁 굶기, 한 달간 쇼핑 금지 등.

―멜라니

당신은 2주 전에 미리 할로윈 사탕을 사서, 기다리지 못하고 열어본 적이 있는가? 당신은 할로윈이 되기 전에 사탕을 먹고 사탕봉지를 움푹 들어가게 만든다. *난 저항할 수가 없어*라는 생각은 당신이 즉각적으로 행동에 옮기는 충동적인 생각이다. 당신의 마음은 계속 말한다. *나는 그것을 원해. 난 기다릴 수 없어!*

저명한 심리학자 월터 미셸Walter Mischel이 수행한, 일련의 뛰어난 연구들은 충동적 사고를 이해하는 데 유용한 조언을 제공한다. 미셸과 그의 동료들은 1960년대에 이들 연구를 수행했지만, 그것들은 오늘날까지 유용한 정보가 된다(Mischel and Underwood 1974). 연구자들은 유치원생들을 유혹적인 음식 마시멜로와 함께 방에 혼자 있게 했다. 그리고 아이들에게 자신들이 돌아올 때까지 기다리면 한 개 대신 두 개를 먹을 수 있다고 말했다. 일부 아이들은 연구자가 방을 나가자마자 즉시 마시멜로를 먹었다. 다른 아이들은 인내심을 가지고 기다렸다. 미셸은 왜 일부 아이들은 기다릴 수 있었으며, 다른 아이들은 그럴 수 없었는지를 알고자 했다.

미셸은 일부 아이들은 만족을 늦추는 타고난 특별한 능력이 있다고 생각했었다. 하지만 그는 일부 아이들은 단지 더 나은 대처 기술-마시멜로를 먹고자 하는 욕구를 관리하는 데 도움이 되는 것-을 가졌다는 것을 발견했다. 이들 중 다수는 관심 돌리기 방법을 사용했다. 연구자들이 녹화 테이프를 봤을 때, 그 아이들은 스스로 노래를 불렀고, 방안의 물건을 셌으며, 물건을 가지고 놀았다. 모두 자신들의 마음을 마시멜로에서 멀어지게 하는 것들이었다.

아이들이 기다리는 데 도움이 된, 두 번째 성공적인 기술

은 마시멜로에 관해 새로운 방법으로 생각하도록 가르친 것
이었다. 연구자는 아이들에게 그것을 마시멜로가 아닌 탈지
면이나 구름이라고 생각하라고 말했다. 이전에 기다림에 어
려움을 겪었던 아이들은 이 기술을 발휘했을 때 훨씬 더 잘
기다릴 수 있었다. 그것은 그 음식에 대한 첫 반응을 진정시
켰다.

 ## 생각의 다이어트 : 사려 깊은 기다림과
사려 깊은 동작

사려 깊게 기다려라. 당신은 난 저항할 수가 없어라는 우
회로 생각보다 한 수 앞서는 데 이와 동일한 전략들 중 일부
를 사용할 수 있다. 그 연구에서 아이들이 했던 것처럼, 마음
을 바쁘게 유지하기 위해 관심 돌리기 방법을 사용하라. 당
신의 주의를 그냥 그것을 먹어 또는 난 지금 그것을 원해 같
은 자동적인 생각 대신에 더 확신적인 사고로 사려 깊게 이
동시켜라. 당신의 손과 생각을 계속 바쁘게 유지하고, 부엌
밖에 있게 하는 뭔가를 찾아라.

당신은 또한 마시멜로 연구에서의 두 번째 전략을 사용할
수 있다. 시각적 이미지화化. 예를 들면, 거품 아이스크림을
풀이나 회반죽이라고 상상하라. 쿠키를 나무로 만든 얇은 원

판으로 시각화하라. 기억하라. 이 기술은 당신에게 겁을 줘 음식과 멀어지게 하거나, 음식에 관한 부정적 생각을 주입하려는 것이 아니다. 그것은 당신이 먹으려는 즉각적 충동에 자동적으로 반응하는 것을 피하는 데 도움을 주려는 것이다. 그 열망이 사라지기를 기다리는 동안 숨을 천천히 쉬어라. 숨을 들이마실 때 각각의 호흡을 세어라.

사려 깊게 움직여라. 음식을 조금씩 뜯어 먹거나 깨지락거리는 것은 멈추기 힘들 수 있다. 아마도 당신은 음식을 다 먹은 뒤에 무의식적으로 그릇을 만지작거릴 것이다. 아마도 당신은 이것저것 조금씩 먹으면서 찬장 앞에 서 있을 것이다. 또는 짭짤한 비스킷을 입속에 던져 넣으면서 사려 없이 TV 앞에 앉아 있을 것이다.

음식을 조금씩 뜯어 먹는 것을 중단하기 위해서는 이렇게 하라.

1. 그것을 인식하라. 무無판단적인 방법으로 *나는 음식을 깨지락거리고 있다*는 것을 단순히 관찰하라.

2. 당신의 의식 수준을 1부터 10까지 척도로 측정하라. 여기서 1은 멍한 상태에서 사려 없이 아삭아삭 먹는 것을 의미한다. 10은 100% 정신을 차려서 한 알씩 음미하는 것을 의미한다.

3. 현재에 있어라. 당신 손의 감각과 움직임에 집중하라. 이것은 당신이 무의식적인 동작-음식을 입속에 던져 넣거나 음식을 깨지락거리는 것-으로부터 빠져나오는 데 도움이 될 것이다. 당신 손의 피부색을 유심히 살펴 보라. 감각을 느끼도록 당신의 손가락들 끝을 함께 비벼 보라. 그 온도를 인식하라. 당신의 손이 어디에 위치해 있는가에 초점을 맞춰라. 식탁 위에서 또는 당신의 무릎 위에서 손이 어떤 느낌을 받는가를 설명해 보라.

4. 만약 당신이 형상화를 필요로 한다면, 손깍지를 껴라. 양손에 무거운 서진書鎭을 쥐고 있다고 상상하라. 그 무게가 당신의 손을 확고히 무릎 위에 내려놓는 것을 시각화하라. 당신이 한입 먹고 싶은 충동을 느낄 때, 손을 들어 올리려고 그 무게에 대항해 용쓰는 것을 상상하라. 음식을 조금씩 뜬어 먹는 것은 습관이며, 당신이 자동 조종의 행동에 빠졌다는 증거라는 것을 기억하라.

나는 붙잡혀 있어, 변할 수 없을 것 같아

나는 6주 동안 같은 몸무게에 붙잡혀 있었다. 나는 주차공간을 발견한 것처럼 느끼며, 그것을 포기하기를 거부한다. 나는 움직일 수가 없다. 나는 모든 노력을 해 봤다. 간식을 적게 먹고, 더 먹고, 운동을 더 하고, 운동을 줄이고, 눈에 보이는 모든 것을 먹고, 오직 샐러드만 먹으려고 시도해 봤다. 나는 어떻게 이것을 통과해야 할지를 모르겠다.

—알렉사

아이작 뉴튼경卿은 관성慣性의 개념을 설명했다. 관성은 움직이는 변화에 대한 물체의 자연적인 저항이다. 물체는 외부의 힘이 작용할 때까지 계속 정지해 있거나 움직일 것이다. 예를 들면, 공은 누군가가 때릴 때까지 계속 정지해 있을 것이다. 일단 그 공이 움직이면, 그것을 멈추기 위해서는 손 같은 다른 힘이 필요하다.

많은 방식으로, 관성의 법칙은 또한 당신의 감정적 생활에, 특히 식생활에도 적용될 수 있다. 당신은 저 공처럼 느낄수도 있다. 내면적으로 당신은 정체돼 있으며 앞으로 나아갈수 없다고 느낀다. 당신의 마음은 계속 *나는 붙잡혀 있기 때문에 변화할 수가 없어*라고 말한다.

한발 들여놓기 기술은 당신을 시작하게 하고 당신을 조금밀어줄 수 있는 심리학적 접근법이다. 전통적으로 이 기술은먼저 사람에게 작은 부탁을 수용하게 함으로써, 그가 큰 부탁에 동의하도록 만드는 것을 포함한다. 예를 들면, 만약 당신이 어떤 사람에게 3시간 동안 아기를 봐주기를 원한다면, 처음에는 15분간 아기를 봐달라고 하라. 아마도 그것은 그사람이 동의할 것이다. 일단 그가 이 요청에 걸려들면, 더 큰부탁에 대한 동의를 얻어내기가 더 쉽다. 당신은 사려 깊은식생활 과정을 시작하기 위해 같은 기술을 사용할 수 있다.

 **생각의 다이어트 :** 사려 깊게 언젠가증후군을
극복하라

한발 들여놓기 기술을 사용하라. 만약 당신이 오늘 사려깊게 먹으라는 자신의 요청-표면상 커 보이는 요청-에 동의할 수 없다면, 자신에게 훨씬 더 겸손한 요청-당신 쉽게 할 수 있다고 알고 있는 것-을 하라. 아주 작은 행동을 선택하라. 예를 들면, 만약 당신이 칩 한 봉지를 먹고 있다면, 한 조각은 먹지 말라고 자신에게 요청하라. 이 작은 요청에 어떤 느낌이 드는가에 주의를 집중하라. 그것은 불가항력적인가? 그것은 "괜찮은가"? 만약 괜찮다면 조금 더 큰 요청을 하라. 두 조각은 어떤가? 육체적 감정적으로 이것이 어떻게 느껴지는가에 주의를 집중하라. 당신은 운동에도 같은 기술을 사용할 수 있다. 당신의 마음이 *내일*이라고 말할 때, 자신에게 단지 작은 요청-달리기용 운동복을 입는 것-을 하라. 당신의 생각은 아마 *그것은 할 수 있어*라고 말할 것이다. 그리고 정도를 조금 높여라. *우편함까지만 가라.* 일단 당신이 우편함까지 가면, 도로 끝까지 가라고 제안하라. 당신이 할 수 있는 한 계속 가라. 한발 들여놓기 기술은 프리드만J. L. Freedman과 프레이저S. C. Fraser가 처음 설명했다(1966).

탄성을 만들라. 선禪 격언에 따르면, "움직여라. 그러면 길이 열릴 것이다." 당신이 움직여야만 하는 상황을 설정하라. 새 느낌을 갖는 것을 가능하게 하라. 자신에게 선택의 여지를 주지 마라. 움직이는 것은 계속 움직이려고 하는 속성이 있다는 것을 기억하라. 예를 들면, 친구와 함께 산보할 날을 잡고 당신의 휴대폰을 당신 손길이 닿지 않는 곳에 두라. 그래서 당신이 취소 전화를 못하게 하라. 건강하지 못한 음식을 당신의 찬장에서 치워서 버려라. 그래서 당신이 그것을 간식으로 먹지 못하게 하라. 일단 당신이 움직이면 탄성이 붙을 것이다.

다른 사람들을 도우라. "낙담했을 때, 다른 사람들을 격려하라."라는 선禪 격언을 생각해보라. 개인적으로 또는 온라인으로 후원 집단에 가입하라. 일하는 누군가를 격려하라. 다른 사람들을 도우면, 당신은 눈이 열려 새로운 방법으로 자신의 상황을 볼 수 있다.

지금 당장 시도하기를 원치 않아

나는 먹어야 할 것, 먹지 말아야 할 것을 말하면서,
끊임없이 내 자신에게 이래라 저래라 명령한다. 나는
10시간의 교대 근무 후 이래라 저래라 명령 받는 것에
신물이 나, 내 자신에게 지금 당장 시도하기를 원치 않
는다고 말한다.

–지나

지나의 머릿속에는 *지금 변해!* 그리고 *그것은 먹지 마!* 같
이 항상 명령을 내리는 훈련 담당 하사관 한 명이 있다. 이런
생각들에 대한 그녀의 반사적 응답은 *지금은 아니야, 난 아
직 준비가 안 됐어*이다.

당신은 내키지 않을 때에 행동을 바꾸도록 어떻게 자신을
설득하는가? 명령을 중단하는 것이 도움이 될 수 있다. 대신
에, 무엇을 해야 하며, 왜 그런가에 관해 구체적이 되게 하
라. 왜 사려 깊은 식생활이 중요한가에 관한 확실한 이유들

로 당신의 주의를 돌려라. 아마도 당신은 자녀들에게 좋은 롤 모델이 되기 위해 더 사려 깊은 식생활을 원할 것이다. 또는 아마도 당신은 옷을 몸에 더 편하게 입기를 원할 것이다. 만약 그렇다면, 그렇게 하는 비결은 이런 이유들을 마음의 전면에 간직하는 것이다. 그 동기는 쉽게 마음의 뒷면으로 밀려나거나 의식 밖으로 미끄러질 수 있다.

 **생각의 다이어트 :** *…때문에라는 강력한 이유를 줘라.*

당신이 자신에게 어떻게 말하는가를 인식하라. 당신의 많은 생각들은 마치 여왕의 요구인 것처럼 식견이 짧은가? *그것은 먹지 마. 너는 간식을 해서는 안 돼.* 당신은 명령을 하는가? 자신에게 명령하기보다 확실한 이유들로 당신의 자기 요구를 뒷받침하라. 그 요구에 "때문에"라는 단어를 단단히 고정시켜라. 당신의 주의를 왜 그럴 노력의 가치가 있는가에 집중하라. 예를 들면, 만약 당신이 *케이크 조각을 추가로 먹지 마라고* 생각한다면, 이 생각을 사려 깊게 *그렇게 하면 배가 너무 부르기 때문에, 케이크 조각을 추가로 먹지 마라로* 말을 바꿔라. 당신 생각의 명령들을 부드럽게 할지도 모르는 다른 "때문에" 언급은 다음 것을 포함한다.

▶ *당신은 나중에 그것을 후회할 것이기 때문에*

▶ 그것은 사려 깊은 식생활이 아닐 것이기 때문에

▶ 당신은 자신의 방식을 바꾸기로 결정했기 때문에

▶ 그것은 당신의 건강에 중요하기 때문에

당신은 다리처럼 신체 일부분을 선택해 그곳에 주의를 집중할 수 있다. 그 부분이 무엇을 말하는지를 상상해 보라. 왜 다리는 당신이 추가 디너롤dinner roll을 그냥 지나치기를 원할까? 내 무릎은 추가 체중을 감당할 수 없기 때문에. 건강한 식생활을 위한 강력한 이유를 주기 위해, 다음에는 신체 다른 부위를 선택하라. 이 말은 마술이 아니며 반복 실행할 수 있을 것이라는 점을 인식하라. 변화를 피하기보다 변화에 접근하기 위한, 의미 있는 이유들에 계속해서 초점을 맞춰라.

그리고 이 이유들을 계속 의식하라. 이 이유들을 계속 마음속으로 되돌리는 일은 결연한 노력을 요구할 수도 있다. 심상화心象化를 이용하라. 상세한 그림을 만들어라. 그 이미지를 종일 자주 마음에 새겨라. 이유들의 목록을 작성해 냉장고에 붙여라.

뭘 먹어야 할지 결정을 못하겠어

사려 깊게 먹는 것이 단 한 번의 결정만큼 쉬운 일이기를 나는 바란다. 그러나 현실적으로 나는 하루에도 여러 번 되풀이해서 그 결정을 내린다. 그런 일은 내가 커피숍에서 지방 없는 커피, 설탕 없는 커피, 헤이즐넛 라떼, 거품 크림 모카커피 중 어떤 것을 마실까를 결정할 때 생긴다. 나중에는 패스트푸드와 내 도시락 중 무엇을 점심으로 먹을까에 관한 논쟁이 생긴다. 이런 사소한 것들은 모두 지겹고 짜증나는 일일 수 있다. 그러나 그것들은 계속되는 순간순간의 결정들을 단순히 보여줄 뿐이다. 아무리 많이 계획하고 사전事前 생각을 해도, 나는 트랙에 머물거나 포기하는 것 사이에서 계속 선택해야만 한다는 사실을 피할 수 없다.

-클로에

무엇을 먹을 것인가를 결정하는 것은, 종종 마치 당신이 로버트 프로스트Robert Frost의 시 "가지 않은 길The Road Not Taken" 가운데 던져진 듯한 느낌을 준다. A와 B라는 두 개의 길이 있다. 당신은 그 길의 갈림길에 서서(말장난이 아니다) 심사숙고한다. *어느 길로 갈까? 생선구이를 시킬까, 버거를 시킬까?* 당신이 망설임 없이 대담하게 길을 달려가는 것을 방해하는 것은 무엇인가? 하루의 마지막에서, 더 이상의 결정을 내리는 것은 어려울 수도 있다. 우회로 생각은 *나는 하루 종일 결정을 내렸어. 감정적으로 너무 지쳐서 또 다른 결정을 내릴 수가 없어!*라고 말한다.

만약 당신이 아침에 침대에서 일어나자마자 A와 B 중 어느 길로 가겠다고 선언한다면 좋을 것이다. 그러나 그것은 그런 방식으로 진행되지 않는다. 사려 깊은 식생활은 하나의 큰 결정이 아니라, 순간순간 연속적으로 발생하는, 많은 작은 결정들로 이루어진다. 당신은 칵테일과 물 중 어느 것을 주문하는가? 피자를 한 조각 더 먹는가? 한 조각은 얼마나 큰가? 또는 당신은 한 컵 분량의 과일을 먹는가? 매일 우리는 음식과 관련해 약 220개의 결정을 내린다(Wansink and Sobal 2007). 이 결정들은 재빨리 늘어난다. 어떻게 당신이 지칠 수 있었는가를 보는 것은 쉬운 일이다. 당신은 또 다른 결정을 내릴 수 없기 때문에, 포기하고 "어쨌든"이라고 말하는 자신을 발견할지도 모른다. 이것은 당신이 잘 아는 낡은 길로 사려 없이 복귀하는 것을 더 쉽게 만든다. 그것은 당신이 원하는 길이 아닐 수 있지만, 당신에게 익숙한 것이다. 당신은 그 길의 팬 곳과 언덕들을 안다. 가지 않은 길은 익숙지 않은 생각과 느낌을 만들 것이다. 그것은 위협적인 것이 될 수 있다.

 **생각의 다이어트 :** 사려 깊은 선택

만약 당신이 결정에 피로를 느낀다면, "자동선택 옵션"을 만들어라. 다른 결정을 내리는 수고를 하고 싶지 않을 때, 당신이 좋아하면서도 사려 깊은 식사를 할 수 있는 건강한 식사·간식 5개의 목록을 만들어라. 당신이 결정들에 압도될 때, 이미 설정된 이들 옵션을 사려 깊게 선택하라. 이것은 길을 안내하는 낡은 습관에 의존하는 것이 아니라, 적극적인 선택을 수반한다는 것을 인식하라.

건강한 자동선택을 만드는 다른 방법은 당신 자신에게 오직 두 가지 구체적 옵션을 주는 것이다. 이 두 가지 선택은 당신이 원하는 것임을 확실히 하라. 자녀의 규칙 준수를 이끌어내고자 하는 부모들은 흔히 이 기술을 사용한다. 만약 당신의 목적이 자녀가 이를 닦게 하는 것이라면, 한 가지 선택을 붙박이로 만들어라. 그것이 자녀의 규칙 준수를 더 확고히 한다. 자녀에게 당신이 바라는 목적을 달성하는 두 가지 옵션을 주어라. "너는 빨강 칫솔과 파랑 칫솔 중 하나를 사용할 수 있다. 어느 것이 더 좋으냐?" 자신에게 두 가지 구체적 옵션을 주면, 당신이 압도되는 느낌을 적게 받으면서 권한 의식을 갖는 데 도움이 될 수 있다.

사려 깊은 식사 또는 사려 없는 식사는 선택이라는 점을 기억하라. 자신에게 엄격하지 않도록 노력하라. 사려 없는 식사는 종종 발생할 것이다. 의식적으로 사려 없는 식사를 선택하는 것은 무의식적으로 그렇게 하는 것보다 더 나은 선택이다. 달리 말해서, 당신 자신에게 *난 과식을 선택하고 있어* 또는 *난 이 디저트를 많이 먹기로 했어*라고 말하는 것은 자동 조종으로 그렇게 하는 것보다 유익하다. 당신이 그것을 하고 있다는 것을 아는 것은, 그것의 중단을 선택할 기회를 부여한다.

너무 피곤해

나는 너무 피곤해 다른 어떤 일도 할 수 없다. 종일 일한 뒤라서, 나는 변화를 시도할 감정적 에너지가 없다. 나는 같은 간식들을 찾고 종종 패스트푸드도 찾는다. 그것이 훨씬 더 빠르고 더 쉽다.

—앤

앤에게, "너무 피곤해서" 건강한 식사를 할 수 없다는 것은 "닭과 계란" 딜레마들 중 하나이다. 어느 것이 먼저인가를 말하는 것은 어렵다. 그녀는 건강하지 못한 식생활 때문에 너무 피곤하고 쇠약해진 것인가, 아니면 지쳤기 때문에 패스트푸드를 선택하는가? 그것들과 상관없이, 피로감은 낡은 습관에 빠지는 것을 설명하기 위해, 우회로 생각을 편리하게 끌어들일 수 있다.

당신은 자주 *너무 피곤해*라고 생각하는가? 만약 그렇다면, 이것에 주목하라. 당신이 자신에게 말하는 방식, 그리고 당신이 선택하는 단어들은 당신의 몸과 마음에 극적으로 영향을 미친다. 다음 사례를 생각해보라. 당신이 어떤 것에 화가 나 있다고 하자. 만약 당신이 자신에게 *머리끝까지 화났어*라고 말한다면, 아마도 당신의 몸은 이 느낌에 맞추기 위해 활동을 시작할 것이다. 당신은 주먹을 꽉 쥐거나 얼굴을 찌푸리는 자신을 인식할지도 모른다. 만약 큰 소리로 피곤하다고 외치면, 아마도 당신의 행동은 이것을 표현할 것이다. 눈을 문지르고, 기지개를 펴고, 하품을 한다. 하품은 전염될 수 있다. 다른 사람이 하품하는 것을 보면, 당신은 무의식적으로 하품하게 될 수 있으며, 실제보다 더 피로를 느끼게 될 수 있다. 이것은 피로하다는 단순한 암시가 얼마나 강력하게 당신의 신체 전반에 영향을 미칠 수 있는가를 보여주는 것이다.

 ## 생각의 다이어트 : 당신의 몸과 마음을 깨우기

당신의 몸은 당신의 마음이 말하는 것에 귀를 기울인다. 만약 당신이 *너무 피곤해*라고 생각하면, 당신의 몸은 그에 맞게 행동할 것이다. 진이 *빠졌을*지라도, 당신은 자신이 에너지 충만감을 느끼도록 하는 데 도움이 될 수 있다. 당신의 마음을 통과하는 수신용 테이프ticker tape를 상상해보라. 그 수신용 테이프에서 당신은 자신에게 활력을 불어넣는 데 도

움이 되는 단어들을 본다. *에너지, 활력, 패기, 역동적, 파워,
생명력, 정력, 매력, 활동적으로, 쾌활한, 탄성.* 이 단어들을
큰 소리로 외치고, 그것들이 어떻게 당신에게 작은 흔들림을
주는가를 인식하라. 그리고 활력을 북돋우는 방식에 따라 움
직여라. 활발하게 걷고, 제자리에서 뛰고, 10번 점프하기. 이
것은 당신의 뇌로 가는 혈류와 산소의 양을 증가시킨다. 이
것은 당신이 생각을 더 명쾌하게 하는 데 도움이 될 수 있다.

만약 당신이 자주 *너무 피곤해*라고 생각한다면, 당신의 기
대가 너무 높게 설정돼 있을 가능성이 크다. 예를 들면, 당신
은 너무 지쳐서 건강한 식사를 요리할 수 없다고 느낀다. 만
약 당신이 즉시 그것을 할 수 없다면, 더 많은 에너지를 가질
때에 *대비하기 위해* 지금 당신이 무엇을 할 수 있는가를 자
신에게 물어라. 요리 재료를 사라. 건강한 요리법을 찾아라.
음식 준비를 위해 지금 당신이 할 수 있는 것 한 가지를 선택
하라.

쩔쩔매고 있어

나는 쩔쩔매고 있기 때문에 지금 당장 시작할 수가 없다고 내 자신에게 말한다. 나는 하고 있는 것들이 너무 많다. 학교, 직장, 새 남자친구. 나는 이 모든 일을 바쁘게 처리하고 있다. 어떻게 내가 여기에 식습관을 바꾸는 행동을 더할 수 있겠는가?

-크리스텐

도교道敎에 이런 격언이 있다. "흐르는 물에서는 우리 자신을 비춰볼 수 없다. 우리가 비춰볼 수 있는 것은 오직 정지된 물에서다." 당신의 식생활과 운동을 개선시키는 한 걸음은 아무것도 하지 않는 것이다. 정지하는 법을 배워라. 이것은 역설적이다. 아마도 당신은 이곳저곳 달릴 것이다. 이 일을 하고, 저 일을 한다. 당신은 지치고 쩔쩔맨다. 이런 식으로 당신이 자신을 혹사할 때, 진정으로 해야만 하는 일에 초점을 맞출 수 없다. 당신의 외적 광분은 내적 혼란을 초래한다.

내가 당신에게 정지하라고 조언할 때, 그것은 휴식을 취하거나 아무 일도 하지 말라는 이야기가 아니다. 당신의 몸을 파악하기 위해 얼마간 한가한 시간을 가져라. 정지는 당신이 어떻게 느끼는가를 세밀히 파악하는 데 도움이 될 것이다. 그리고 당신을 진정시켜 당신이 다음 단계를 위압적으로 느끼지 않는 데 도움이 될 것이다.

 ## 생각의 다이어트 : 정지하는 법을 배워라

의도적으로 정신적 정지와 고요함의 순간들을 생활에 도입하면, 당신은 마음속에서 진행되는 것을 경청하는 데 도움을 받을 것이다. TV가 켜져 있고 사람들이 잡담할 때, 라디오를 듣는 것이 얼마나 어려운가를 생각해보라. 조용한 장소를 찾아보라. 이것은 당신의 머릿속에서 일어나는 것을 증폭시킬 수 있다. 또한 그것은 당신의 마음을 깨끗하게 만들어, 당신이 한 걸음 앞으로 내딛는 것에 그렇게 쩔쩔매지 않게 할 수 있다. 선禪 격언을 기억하라. "조용히 앉아서 아무 일도 하지 않아도, 봄은 오고 풀은 저절로 자란다."

작은 방식으로 정지하는 것을 시작하라. 차에서 라디오를 꺼라. 샤워장에서 생각을 하지 말고 그냥 있으라. 당신 피부에 닿는 물기를 느껴라. 비누의 향기를 흡입하라. 정지한 이

시간 동안 무無판단적 방식으로 당신의 식습관을 곰곰이 생
각하라. 최소한 5분 동안 정지해 있었을 때, 당신이 더 많은
주의를 집중하고 싶은, 오직 한 가지 작은 일을 제시하라. 의
도적으로 정지한 뒤에, 당신이 얼마나 더 명쾌하게 생각할
수 있는가를 인식하라.

과녁 활용하기

당신의 마음은 과다한 책무 때문에 쉽게 산만해지고 쩔
쩔맬 수 있다. 이 문제를 다루기 위해, 세 개의 원으로 간
단한 과녁을 그려보자.

1. 중앙의 작은 원으로 시작하라. 그것은 과녁 중심이
   다. 다음으로 이 둘레에 약간 큰 원을 그려라. 중간
   크기 원의 둘레에 작은 두 원을 감싸는 세 번째 원을
   그려라.

2. 안쪽 원에, 지금 이 순간 당신이 초점을 맞춰야 하는
   일을 명시하라. 이것은 바로 지금 일어나고 있는 것
   이다. 예를 들면, 식사할 때 당신의 마음은 주의를
   백만 갈래 다른 방향으로 분산시키기를 원할지도 모

른다. 만약 식사하는 동안 다중작업을 하지 않으면, 당신은 자신의 분량을 더 의식하게 될 것이다. 계속 식사에 또는 과녁 중심에 초점을 맞춰라.

3. 중간 원에, 당신이 단기간-오늘, 내일, 이번 주-에 초점을 맞춰야 하는 일을 적어라. 우선순위를 가지고 있지만 지금 이 순간에 처리할 필요가 없는 다른 것들이 당신의 마음에 있다.

4. 바깥 원에, 마음에 있지만 당신이 가까운 장래까지 주의할 필요가 없는 큰 그림의 것들을 적어라. 당신이 쩔쩔매게 될 때, 과녁의 중심을 상기하라.

음식이 내 이름을 부르고 있어

"알렉스, 알렉스! 여기!" 그것은 냉장고에 있는 남겨진 중국음식 상자이다. 그것이 밤새도록 내 이름을 부르고 있는 것 같다. "나를 먹어! 나를 먹어!" 나는 침대에 있을 때에도 계속해서 그 소리를 듣는다. 이 때문에 나는 깊은 잠에서 깰 수 있다. 나는 일어나서 그것을 먹는다. 그것은 마치 내가 그 부름에 대답을 해야만 하는 것과 같다.

–알렉스

그리스 신화에서 사이렌Sirens은 부분적으로 인간인 세 여성이다. 그들은 매력적인 음악과 목소리로 부근을 지나는 선원들을 자신들의 섬으로 유혹했다. 선원들이 가까이 가면, 배를 바위 해안에 난파시켰다. 음식은 이것과 같을 수 있다. 그것은 당신을 부르며 부엌으로 유도하는 것 같다. 음식이 당신을 "부른다"는 것은 먹기 위한, 매우 좋은 이유인 것처럼 들린다. 누가 개인적 초대를 거절할 수 있겠는가?

음식이 당신에게 "이야기하는" 것은, 실제로는 당신의 마음의 전면前面에 나타나는 욕구와 갈망이다. 갈망은 마치 친구가 다른 방에서 당신 이름을 부르는 것처럼 갑자기 나타난다. 허기는 내부로부터의 신호-꼬르륵거리는 위장과 공복통空腹痛-와 함께 점점 커진다. 실제적인 배고픔과 음식 갈망의 구별법을 배우는 데에는 시간이 걸린다. 음식 갈망에 응답하기 전에 잠시 기다리면, 당신은 음식 갈망에 따라 행동하는 것이 사려 깊은 것인지 아닌지 여부를 결정하는 데 도움을 받을 수 있다.

 **생각의 다이어트** : 사이렌의 노래에
사려 깊게 응답하기

만약 당신이 구체적으로 소형 케이크가 내 이름을 부르고 있어 또는 남은 음식들이 내 귀에 속삭이고 있어라고 생각한다면, 마치 중지 버튼을 누른 것처럼 이 순간을 대기상태에 두는 것을 상상하라. 그리고 이 생각으로부터 한 걸음 뒤로 물러서라. 그것이 내 이름을 부르고 있어 대신에, "그것이 내 이름을 부르고 있어."라는 생각을 나는 갖고 있어라고 자신에게 말하라. 이것이 얼마나 다른가를 인식하라. 첫째 생각은 "사실"을 표현한다. 반면에 다른 것은 "어이, 이것은 단지 생각일 뿐이야. 나는 그것으로 무엇을 할 것인가를 선택할 수 있어."라고 인정한다.

45초 동안 "음식"—또는 "소형 케이크"처럼, 당신의 이름을 부르는 그 어떤 것—을 여러 번 큰 소리로 반복함으로써 당신의 생각으로부터 물러서라. 티치너E. B. Tichener(1916)는 사람들에게 "우유"라는 단어를 반복하게 함으로써, 이 훈련을 사용한 최초의 사람이었다. 또 이것은 이제 수용전념치료 Acceptance and Commitment Therapy에서 사용되는 기술이다 (Hayes, Strosahl, and Wilson 1999). 당신이 "소형 케이크"를 반복해서 말하면, 그 단어는 상징적 의미를 상실한다. 그것은 소형 케이크가 정신적으로 연관돼 있는 단어들—"편안한" "당의糖衣" "크림의" "달콤한" "케이크"처럼—을 상기시키지 않는다. 대신에 단지 한 묶음의 소리가 된다. 지금 즉시 그것을 시도해보라.

최종적으로 음식이 내 이름을 부르고 있어라는 생각을 독백에서 대화로 바꿔라. 왜 이 음식이 내 마음에 있나? 무엇이 이 음식 갈망을 촉발시켰나?라고 자신에게 물어라. 당신은 정말로 배가 고픈가, 또는 다른 것—지루함, 불안, 쾌락의 필요성처럼-을 느끼는가? 그 느낌을 가지고 단 1분만 조용히 앉아 있도록 하라. 필요하다면 타이머를 맞춰라. 그 음식의 "부름"에 불쑥 대답하지 않는 것이 얼마나 어려운가를 인식하라. 당신이 음식 갈망에 응답할 수 있는 다른 방법이 있는가를 알아보라. 만약 당신이 지루하다면, 생산적인 할 일을 찾아보라. 만약 당신이 그 음식 갈망에 대답하기를 원하면, 속도를 늦추는 것은 당신이 그것을 사려 깊게 처리하는 데 도움이 될 수 있다. 시각적 심상화心象化를 사용하라. 전화벨이 울리는 그림을 그려보라. 당신은 그 전화를 받을 것인가, 전화벨이 그만 울릴 때까지 그대로 둘 것인가를 결정할 수 있다.

그것이 버려지게 할 수가 없어

종종 나는 인간 진공청소기라고 느낀다. 나는 음식을 쓰레기통에 버린다는 생각을 싫어한다. 나는 내 자신에게 남은 마늘빵 조각을 먹어야 하며 그것을 버릴 필요가 없다고 말한다. 나는 항상 그릇을 "깨끗이 비운다". 나는 지구상에 굶주리는 사람들이 있음에도 얼마나 많은 음식들이 쓰레기통으로 버려지는가를 생각할 때에 민망하다.

-몰리

몰리의 네 살짜리 아들 잭은 식성이 까다롭다. 아침식사를 하면, 잭이 겨우 반만 먹는 일이 드물지 않다. 몰리는 자기 음식과 잭이 남긴 것을 먹는 자신을 발견한다. 따라서 잭이 남긴 것은 "버려지지 않는다". 다른 때에 그녀는 아들이 손대지 않은 땅콩버터샌드위치 반쪽 또는 마지막 남은 크래커 몇 조각을 쓰레기통에 버리지 않고 먹는다. 그녀의 어머니는 음식을 버리는 것은 "나쁘다"는 것을 그녀에게 주입했으며, 음식 부스러기를 깨끗이 먹도록 했다. 그녀는 아들이 배고프지 않을 때 음식을 다 먹도록 강요하지 않았다. 그러나 그녀는 머릿속에서 어머니의 목소리를 지울 수 없었다.

그러나 나는 그것이 버려지게 할 수가 없어는 앞서기에는 힘든 우회로 생각이 될 수 있다. 모든 것을 선용善用하는 것은 합리적이며 고상한 것처럼 들린다. 일반적으로 "버리는 것" 은 힘들다는 것을 기억하라. 그것이 남은 음식 몇 조각이든 좋아하는 낡은 스웨터든, 그것이 우리에게 필요 없는 것일지라도, 물건에 집착하는 것이 우리 인간의 본성이다. 이런 순간들에는 당신의 위胃에 초점을 다시 맞추는 것이 도움이 될 수 있다. 마음이 이런 변명으로 당신을 속박하더라도, 당신의 배고픔에 조응照應하라. 만약 당신이 정말 배부르다면, 이 음식은 건너뛰어도 좋다. 만약 당신이 그것을 버릴 수 없고 남겨두기에도 좋지 않다면, 그것을 퇴비나 동물 사료로 사용하라.

 **생각의 다이어트 : 버릴 것이냐, 허리 살이냐?**

음식 낭비를 막기 위해 확실하게 노력하라. 적게 주문하라. 당신이 필요하다고 생각하는 것보다 더 적게 사고 요리

하라. 당신은 항상 더 많이 만들 수 있다. 전체적으로 음식 쓰레기를 줄이는 것은, 음식 쓰레기가 발생할 때 당신이 그 것에 관해 더 좋은 느낌을 갖는 데 도움이 될 것이다. 그리고 가능하다면 뷔페 스타일 식당을 피하라. 이런 종류의 식당은 당신의 돈 가치를 뽑고자 하는 욕구-또한 낭비, 구체적으로 돈 낭비를 피하고자 하는 것에 관한 것이다-를 부추긴다.

돈의 가치를 뽑고자 하는 의도를 가진 "떨이" 식사나 음식 소비에 단순히 더 세심한 주의를 기울여라. 그리고 자신에게 물어보라. *나는 이 음식이 쓰레기통으로 가기를 원하는가, 내 허리 살로 가기를 원하는가? 내 몸은 이 칼로리와 영양소 를 사용할까, 아니면 그것들은 잉여분이 될까?* 물건을 버려 도 좋다는 것을 자신에게 환기시켜라. "버려."라는 말에 초점 을 맞춰라. 잉여 음식이 쓰레기 봉지로 들어가는 것을 상상 하라. 지금 당신이 버리지 않고 있는 모든 잉여 음식을 담은 그 봉지를 운반하는 것을 시각화하라.

생각 17

너무 힘들어 변할 수가 없어

한 끼 식사에서 적게 먹으면, 나는 성급하게 체중계 위로 올라간다. 수치가 즉각 떨어지지 않을 때, 항상 놀라는 이유를 나는 알지 못한다. 나는 몹시 실망한다. 결과를 볼 수 없다면 무슨 소용이 있는가라고 나는 생각한다. 그리고 포기한다. 나는 가시적인 결말을 보지 못하고 그만둔다.

-메간

깨달음을 얻기를 원한 한 젊은 수도사에 관한 선禪 이야기가 있다. 그는 스승에게 가서 "제가 깨달음을 얻는 데 얼마나 걸릴까요?" 하고 물었다. 그 스승은 생각하더니 "10년."이라고 대답했다. 이 대답에 만족하지 못한 수도사는 "제가 정말 열심히 노력하면, 언제 깨달음을 얻을 수 있을까요?" 하고 물었다. 스승은 "그러면 20년 걸릴 것이다."라고 대답했다. 수도사는 "제가 정말, 정말, 정말로 열심히 하면요?" 하고 다시 물었다. 스승은 "30년."이라고 대답했다. "제가 더 열심히 노력하는데 왜 자꾸 길어집니까?" 하고 수도사는 질문했다. 스승은 대답했다. "네가 그 목표에만 주의를 기울일 때, 그 길에만 주의를 기울이게 된다."

당신이 체중을 줄이거나 관리하려고 노력할 때, 그 목표나 체중계에만 주의를 기울이는 것은 드문 일이 아니다. 선禪의 이야기가 시사하듯, 결과에만 초점을 맞추면 당신은 크게 늦어질 수 있다. 그것은 아이들이 장거리 여행에 관해 하는 질문과 같다. "아직 멀었어요?" 아마도 당신은 사려 깊은 식생활에 관해 같은 질문을 할 것이다. "아직 도달하지 못했나요?" 즉각적인 결과를 볼 수 없어 포기하는 것은, 그랜드캐년을 내려가며 하이킹하다가, 빨리 바닥에 도착할 수 없다고 포기하고 집으로 가는 것과 같다.

인내심이 없을 때, 당신이 사려 깊게 행동하기는 힘들다. 당신은 거의 현재에 있지 않다. 당신은 항상 다가올 일에 관해 생각하며 늦는 것을 걱정하고 있다. 그리고 현재 당신이 가진 것 또는 현재 당신이 있는 곳을 즐기는 데 어려움을 겪는다. 당신은 식품점에서 줄을 서서 기다리는 동안 발 박자를 맞추는 자신을 인식하는가? 아마 당신은 컴퓨터가 너무 느리게 작동하면 화가 날 것이다. 우리는 즉각적인 만족의 세상에 살고 있다. 불행히도 우리는 빠른 결과를 기대하게 만드는 불리한 면을 가지고 있다. 매 순간의 계속된 노력이 좋은 결과를 낼 것이라고 믿고 기다리는 것은 매우 힘든 일이다. 우리는 다음 순간으로 넘어가려고 서두르지 않고, 더욱 더 현재에 있기 위해 모든 노력을 기울일 수 있다.

 ## 생각의 다이어트 : "진전"이 아니라 "현재"를 생각하라

만약 당신이 체중의 목표를 향하도록 자신을 다그치고 계속 실망한다면, 체중계를 치워라. 만약 그래야 한다면 체중계를 당신이 볼 수 없게 숨겨라. 적어도 2주 동안 이런 시도를 하라. 체중계를 치워버리면, 당신의 마음이 어떻게 숫자로부터 멀어지는가를 인식하라. 당신이 사려 깊은 식생활을 하는 데 도움이 되도록, 그것이 어떻게 당신의 생각을 현재 순간에 하고 있는 일로 다시 유도하는가를 인식하라. 자신의 행동을 측정하기 위해 체중계를 사용하지 말고, 당신은 자신에게 다른 질문들을 해야만 한다. *나는 오늘 잘 먹고 있는가? 그리고 나는 체중감량에 도움이 될 뭔가를 했는가?*처럼. "진전"이 아니라 "현재"를 생각하라.

먼 미래 대신 "지금" 당장 사려 깊게 먹는 것은 목욕탕 체중계로 측정할 수 없는 많은 이점을 준다. 만약 당신이 그것들-당신의 음식을 즐기고, 책임감을 느끼고, 지나치게 배부른 것 대신 즐거운 포만을 느끼는 것 같은-에 주의를 집중하면, 지금 당장 이런 보상을 받을 수 있다.

당신이 포크나 숟가락을 집듯이, 자신에게 확인하라. 당신의 마음이 목표를 추구하기 시작할 때, 자신을 현재로 되돌려라. *지금 바로 이 순간, 사려 깊게 먹는 것에 대한 보상은 어떤 느낌인가?*라고 자신에게 물어보라.

나는 신경 안 써

나는 남편에게 "저녁으로 무엇을 원해?"라고 묻는
다. 그는 "나는 신경 안 써, 당신은 뭘 원해?"라고 대답
한다. 그러면 나는 "아, 나도 신경 안 써, 당신이 결정
해."라고 말한다. 남편이 "중국 음식."이라고 말할 때,
나는 이것 봐라 하면서 완강하게 거절한다. "아니! 이탈
리아 음식은 어때?"

-크리시

나는 신경 안 써라는 우회로 생각을 가지고, 당신은 상황
에 무심하다고 여러 번 주장할 수 있다. 당신은 먹기 좋은
것-고급 치즈버거, 매콤한 애플파이, 연한 사탕 한 조각 같
이-을 제안 받을 때, 건강한 식생활에 관해 갑작스럽게 강한
무심함을 느낄지도 모른다. 무관심이 당신을 압도하는 것 같
다. 당신은 나는 신경 안 쓰기 때문에 그것을 먹을 것이다라
고 생각한다. 그러나 당신은 생각하는 것만큼 무관심한 경우

가 드물다. 당신이 인식할 수 있는 것보다 더 강한 느낌이 당신 속에 깊이 묻혀 있다. 당신은 어떻게 아는가? 상황이 당신이 정말로 원하는 것과 일치하지 않을 때, 당신은 화산처럼 폭발한다. 당신의 진실한 감정은 분출하듯이 표출된다.

먹는 것에 신경 쓰지 않는다고 생각할 때, 당신은 음식에 관해 언급하고 있을 뿐이라고 가정하지 않도록 조심하라. 이것은 *나는 내 자신에 관해 신경 안 써*라고 말하는 다른 방법일 수 있다. 종종 우리는 자기처벌의 한 방식으로, 우리가 통제할 수 없는 근원에서 오는 고통과 대면하기보다, 우리 자신에게 해룜와 고통을 가하는 방식으로 과식을 한다.

 **생각의 다이어트 : 나는 신경을 써!**

1단계 : 당신이 모순적 감정을 표현할 때, 탐정처럼 행동하라. 당신이 어떻게 느끼는가를 조사하라. 당신이 원하는 것과 원하지 않는 것을 자신에게 명쾌하게 말하라. 만약 당신이 *나는 이 두 번째 초콜릿 칩 머핀을 먹고 있어* 그리고 *오늘은 내가 먹는 것에 신경 안 써*와 같은 생각을 인식한다면, 다음 문장을 완성하는 적어도 5개의 목록을 만들어라. *지금 당장 내가 신경 쓰는 것은 _____이다.* 다음과

같은 것들이 그 예가 될 수 있을 것이다. 같은 체중을 유지하는 것, 후회 없이 사는 것, 나중에 죄의식을 느끼지 않는 것, 건강함을 느끼는 것 그리고 사려 깊게 먹는 것.

2단계 : 당신의 선택들에 관해 명쾌하고 정확하게 개요를 설명하라. 무심함은 단지 당신 앞의 길을 사려 없이 따라 가는 것이다. 당신이 할 수 있는 세 가지 선택을 의식적으로 확인함으로써 자동 조종에서 벗어나라. 예를 들면, 만약 당신이 *나는 오늘은 신경 안 쓰기 때문에 쿠키를 먹고 있어*라고 생각한다면, 내게는 세 가지 선택이 있어라고 응답하라.

선택 1 : 포기한다. 만약 내가 정말 무심하고 신경 안 쓴다면, 나는 사려 없이 내 충동을 따를 수 있다. 아마도 내가 원하는 만큼 많은 쿠키를 먹는다.

선택 2 : 다른 것을 찾는다. 나는 바나나처럼 더 건강에 좋은 어떤 것을 먹을 수 있다.

선택 3 : 사려 깊게 먹는다. 나는 쿠키 한두 개를 천천히 사려 깊게 먹는다.

'선택 1'을 선택하더라도, 당신은 의식적으로 완전한 의식을 가지고 그렇게 할 수 있다.

3단계 : 당신은 그런 노력을 할 만한 가치가 있다는 점을 다시 확신하라. *나는 신경 안 써라는 생각에 대한 응답으로, 고장 난 레코드처럼 난 내 자신에 관해 신경을 써를 반복하라.* 노자老子의 이 말을 생각하라. "지금의 나를 버릴 때, 다른 내가 된다."

그러나 난 배가 부르지 않아

나는 정량만 먹을 수 있기를 원한다. 그런데 나는 많
이 먹으면서도 실제로 만족감을 느끼지 못한다. 나는 적
은 양의 음식이 나를 채워주기를 원하지만 그렇지 못하
다. 나는 내 자신에게 "배가 부를 때 먹기를 중단할 것이
다."라고 말한다. 그러나 나는 너무 늦어서 위장에 아픔
을 느낄 때까지는 정말로 "배부름"에 도달하지 못한다.

—레이첼

"나는 거의 배부름을 느끼지 못한다."는 과식과 싸우는 사
람들이 하는 평범한 말이다. 내 고객들 중 많은 사람들이 그
들 위장의 구덩이에 블랙홀 같은 깊은 공허함이 있다고 설명
한다. 그들이 아무리 많이 먹어도, 그것이 많은 양일지라도,
그것은 그 공간을 채우는 것 같지 않다.

나는 거의 배부름을 느끼지 못한다라는 생각은 과식에 대
한 다른 정당화—완벽하게 합리적으로 들리는—로 왜곡된다.

당신은 특별한 느낌을 욕망하며, 그것을 가질 때까지는 "좋아"라고 느끼지 못한다. 욕망이 가진 근본적인 문제점으로 돌아가 보자. 당신은 원하는 것을 얻지 못할 때, 불편하고 불안하다고 느낄 수 있다. 정확히 당신이 원하는 만큼 배부름을 느끼지 못하는 것은 참기 어려운 감각이며, 불공정하다는 느낌을 준다. 불행히도, 당신이 배부름 느끼기를 *원하며* 또 그렇게 하려고 노력하는 것은, 이 욕망이 건강하고 사려 깊다는 것을 의미하지는 않기 때문이다. 당신은 꼬르륵 소리 내는 위장을 조용하게 만들기보다 행복, 즐거움, 만족 같은 특별한 느낌을 가지려고 노력하고 있을 것이다.

만약 이것이 당신 이야기인 것처럼 들리면, 당신의 포만감 신호 또는 배고픔·배부름에 관한 인식은 아마 과녁에서 약간 벗어나 있을 것이다. 당신은 상자 옆면에서 "정상" 분량의 목록을 볼 때 또는 영양학자가 그것을 알려줄 때, 이것을 인식할 수 있다. 당신은 *그러나 그것은 너무 적어*라고 생각한다. 수년에 걸친 요요 다이어트와 식당들이 제공하는 거대 분량으로 인해, 배부름에 관한 당신의 인식은 엉망이 될 수 있다. 이들 신호를 다시 배워야 한다고 다시 자신에게 확실히 하라. 자신에게 배부름보다 만족을 지향하라고 말하라.

 ## 생각의 다이어트 : 배고픔 받아들이기

종종 배고픔은 공포스러운 감정이다. 당신이 다음 식사를 기다리면서 약간 불편한 것을 받아들이는 것, 그리고 당신이 원하는 만큼 배부르지 못한 것을 인내하는 것은 어렵다. 이 느낌을 받아들이는 것을 연습하라. 이 접근법은 감정을 좋아하는 것과는 다르다는 것을 인식하라. *내가 약간 불편한 것은 괜찮아* 또는 *셀라비C' est la vie*("그것이 인생"이라는 프랑스어)라고 자신에게 말하라. *점심까지 두 시간이 더 남았어, 어떻게 내가 그렇게 긴 시간을 기다릴 수 있어?*라고 생각할 때, 당신은 자신을 실패로 내몬다. *대신에 나는 이 순간에 초점을 맞추고, 그런 뒤 다음 순간에 초점을 맞추면서, 느긋하게 있을 것이다*라고 생각하라.

하루 사과 한 개는 불만을 잠재운다

사과 한 개를 사려 깊게 먹어라. 그것은 당신이 *나는 배부름을 느끼지 못해*라는 말을 계속 먹는 이유의 하나로 사용하는 것을 중단하는 데 유용한 한 가지 수단이 될 수 있다. 줄리 플러드-오버지Julie Flood-Obbagy와 바바라 롤스

Barbara Rolls가 수행한 2009년의 한 연구에서, 시험 대상자들에게 식사 전에 완전한 사과 한 개씩이 주어졌다. 점심 전에 사과 한 개를 다 먹은 사람들은, 식사 전에 아무것도 먹지 않은 사람들과 비교할 때 15% 덜 먹었다. 부분적으로 사과의 섬유질은 당신이 배부름과 만족감을 더 느끼는 데 도움을 준다.

다른 가설은 식전食前에 사과 한 개를 먹으면, 당신이 더 사려 깊은 마음가짐을 가질 수 있다는 것이다. 사과 한 개나 다른 과일 조각을 먹는 것이 어떤 것인가를 생각해보라. 이 과일 조각을 손에 쥐고 있는 것을 생각해보라. 그것은 만질 수 있다. 손으로 감싸 쥘 수 있으며 부피를 느낄 수 있는 것이다. 사과 한 개는 달콤함과 씹을 때 나는 큰 소리로써 당신의 모든 감각을 자극한다. 사과 한 개를 먹는 데에는 시간, 노력, 주의, 그리고 과정-사려 없는 음식 소비에서, 의식을 가진(사려 깊은) 식사로 당신을 유도할 수 있는 과정-이 필요하다.

사과 한 개로 식전食前 사려 깊은 식생활을 시도해보라. 1주일 동안 매 식사 전에, 또는 적어도 하루 한 끼 식사 전에 사과 한 개씩을 먹어라.

1. 식품점에서 당신 마음에 드는 사과를 사려 깊게 선택

하는 것으로 시작하라. 예를 들면, 갈라Gala(노란 껍질에 핑크색 줄무늬가 있으며 매우 달다), 그래니 스미스Granny Smith(녹색이며 시다), 골든 딜리셔스Golden Delicious(금빛 노란색이며 달다), 맥킨토시McIntosh(붉은 색과 녹색의 혼합이며, 신맛을 띤 단맛이 난다), 레드 딜리셔스Red Delicious(매우 달콤한 맛을 지닌 빨강 사과) 등이 있다.

2. 사과를 과일그릇에 두거나 한 개를 당신의 지갑, 배낭, 서류가방에 넣어라. 편리한 장소에서 반드시 한 개를 먹도록 하라.

3. 식사에 앞서 사과 한 개를 집어내어라.

4. 사과를 손에 쥐고 색과 형태를 인식하라.

5. 당신의 손을 누르는 무게를 느껴라.

6. 한입 씹기 전에, 당신이 얼마나 배고픈지를 1에서 10의 척도로 확인하라. 1은 극도로 배고픈 것, 10은 극도로 배부른 것이다.

7. 씹을 때, 아삭아삭 소리를 들어라.

8. 감촉을 인식하라. 사과즙을 의식하고, 당신이 씹을 때 감촉이 어떻게 변하는가를 의식하라.

9. 달콤한 향을 들이마셔라.

10. 다음 번 씹을 때에도 계속하라. 당신 자신에게 맛이
    어떤가를 설명하라.

11. 사과를 먹은 뒤, 다시 당신의 위장을 파악하라. 얼
    마나 배고픈지를 1에서 10까지의 척도로 다시 평가
    하라.

희망적이게도, 이 활동은 당신이 두 가지 일을 하는 데
도움을 줄 것이다. 나머지 식사를 사려 깊게 하는 것, 그리
고 배고픔과 배부름 신호를 알게 되는 것이다.

생각 20

그래, 하지만…

내 마음은 항상 사려 깊은 식사를 피하는 방법을 찾
는다. 나는 자주 내 자신에게 말한다. "그래, 나는 사려
깊은 식사를 원해. 하지만 너무 스트레스를 받았기 때문
에 지금 당장 할 수는 없어."

–다이앤

"자기, 사랑해. 그러나 당신이 변기 의자를 내려놓지 않을
때에는 참을 수가 없어." "자기, 나는 당신과 함께 당신 부모
님께 가기를 원해. 그러나 그것이 좋은 생각은 아니라고 생
각해." 이것은 *그래, 하지만…* 사고의 두 가지 사례이다. 본
질적으로, 그것은 동의한 뒤 언급된 모든 것을 부정하거나
동의하지 않는 방식이다.

"그래, 하지만…" 생각은 그렇지 않으면 사려 깊은 식사를
하는 사람의 사고 과정과 행동을 자주 약화시킨다. 다이앤이
식습관의 개선을 원한다고 하자. 그러나 그녀는 어떻게 그렇

게 할 것인가에 관한 아이디어를 만들어낼 때마다, "그래, 하지만…" 사고를 시작한다. 그녀가 자신에게 *나는 사려 없는 식생활을 중단하고 싶어*라고 말할 때, 그녀의 마음은 이렇게 응답한다. *그래, 하지만 난 방법을 몰라. 그래, 하지만 실패하면 어떡해? 그래, 하지만 체중이 조금도 줄지 않으면 어떡해? 그리고 그래, 그것이 좋을 것이다, 하지만 지금 당장은 너무 바쁘기 때문에 할 수가 없어.*

불행히도, "그래, 하지만…" 사고는 당신이 어떤 목표를 가졌든, 자신에게 그 목표-특별히 당신의 식습관을 바꾸려는 노력-에서 벗어나라고 말하는 매우 효과적인 방법이다. 사려 깊은 해결책은 당신의 마음이 호기심과 개방성을 가지고 그 상황을 보도록 유도하는 것이다. "하지만"은 그런 마음을 닫는 단어이다. "그리고"는 그런 마음을 여는 단어이다.

 ## 생각의 다이어트 : 그래, 그리고…

자신이 *그래, 하지만…*을 말하는 것을 들을 때마다, 잠시 멈춰라. 같은 문장을 "하지만" 대신 "그리고"라는 단어를 포함하도록 어구를 바꿈으로써 사려 깊게 응답하라. "그리고"는 말의 내용을 바꾸지 않고 당신의 마음을 개방성의 위치로 이동시킨다.

이 사례를 활용해보자. 그래, 나는 지금 건강한 식생활을 시작하기를 원해. 하지만 이번 주말에는 파티에 가야 해. "하지만"의 위치에 "그리고"라는 단어를 넣어 그 문장을 다시 읽어라. 그래, 나는 지금 건강한 식생활을 시작하기를 원해. 그리고 이번 주말에는 파티에 가야 해.

이것이 어떻게 말의 전체 분위기를 미묘하게 바꾸는가를 인식하라. "그리고"라는 단어의 사용은 그 문장의 첫 부분을 무효화하지 않는다. 단지 그것을 지원할 뿐이다. 따라서 다가오는 파티에서 사려 깊은 식사를 하겠다는 생각을 꺾지 않고, 두 개의 생각은 공존할 수 있다는 것을 당신의 마음에 시사한다. 당신은 파티에 간다, 그리고 사려 깊게 식사를 한다.

…한 다음에 바람직한 식사를 시작할 거야

나는 이번 여름 남편과 함께 이탈리아로 휴가를 갈 것이다. 그것은 우리가 가지 못했던 신혼여행이다. 내 마음은 계속 "그냥 가서 즐겨라. 원하는 것은 뭐든 먹어라."라고 말한다. 나는 뜨거운 피자, 높이 쌓아 올린 스파게티 그릇들, 젤라토 접시들을 상상한다. 그것을 생각만 해도 내 입에 침이 고인다. 당장 나는 이탈리아에 갈 수 없고 그 음식을 즐길 수도 없다! 나는 건강한 식생활의 시작을 휴가가 끝난 뒤에 할 것이다.

—앤

휴일이나, 당신 삶의 의미 있는 다른 행사(기념일 저녁식사, 특별한 데이트, 휴가 등) 동안에는 사려 깊은 식생활을 포기하고 싶은 유혹이 강하다. 이런 상황들에서 건강한 식생활은 도전에 처할 수도 있다. 하지만 이런 상황들은 또한 사려 깊은 식생활의 완벽한 기회이다. 사실 이런 상황들은 즐거움의 가능성이 가장 크기 때문에, 당신이 사려 깊게 먹기를 원할 상황들이다.

사려 깊은 식생활은 특별한 행사의 일부분이 될 수 있다. 그것이 즐거움을 망치지는 않을 것이다. 오히려 당신이 그 행사를 확실히 계속 즐기는 데 도움이 될 수 있다. 과식은 짧은 시간의 즐거움으로 귀결된다. 종종 그 즐거움과 만족감은 수분간 지속될 뿐이다. 죄스럽고, 후회되고, 아프고, 배가 터질 듯하고, 통제를 벗어났다는 느낌은 정말로 흥을 깰 수 있는 것이다.

당신은 사려 깊은 식생활로부터 여러 가지 긍정적인 것들을 얻을 수 있다. 당신이 정말로 음식을 맛볼 때, 그것으로부터 훨씬 더 많은 즐거움을 얻는다. 당신은 진실로 그것을 즐기기 때문에 적게 먹는다. 사려 깊은 식생활에서 오는 절제는 건강한 식생활을 초래한다.

 **생각의 다이어트 : 새 음식에 신경 쓰기**

당신이 휴가나 휴일 파티의 계획을 세울 때 도움 되는 한 가지 경험의 법칙은, 정말 독특하고 특별하며 일생에서 단 한 번의 기회인 음식을 특별히 사려 깊게 먹는 것이다. 예를 들어, 당신이 시카고에서 시카고 스타일의 피자를 먹어 보기

를 원한다고 하자. 우회로 생각은 당신이 정말로 사려 깊은 식사를 필요로 하는(새롭고 흥분되는 음식을 먹기 때문에) 그 순간에, 사려 깊은 식사를 이용하기보다 그것을 연기하도록 유혹할 수 있다. 당신은 계속 사려 깊은 방식으로 피자를 먹을 수 있다.

당신은 집에서도 같은 접근법을 사용할 수 있다. 만약 당신이 새 식당이나 파티에 간다면, 특별한 음식을 천천히 그리고 사려 깊게 먹어라. *적은 것이 많은 것이다*Less is more라고 자신에게 반복해서 말하라. 사려 깊게 먹기 위해, "둘러보기shop, 버리기drop, 굴리기roll" 기술을 시도하라.

둘러보기 : 당신의 모든 선택권을 자세히 알아보라. 표와 메뉴를 세심하게 둘러보라. 여유를 가져라.

버리기 : 당신이 지금 생각하고 있는 것 외에는 모두를 버려라. 당신과 당신 앞의 그릇을 둘러싸는 정신적 원을 그려라. 오직 이 상상의 원 속에서 당신이 감각하는 것에만 초점을 맞춰라. 그 음식이 어떤 냄새인가를 생각하라. 당신은 그 질감과 존재감을 어떻게 설명하겠는가? (제3부 생각 1의 "내일 다이어트를 시작할 거야"라는 장章의 "생각의 다이어트 : 사려 깊은 식사 행동"을 참고하라.)

굴리기 : 당신이 한입 먹을 때, 입안에서 그 음식을 확실히
굴려라. 씹음에 따라 맛과 질감의 변화를 인식하
라. 이런 방식으로 먹으면, 음식의 맛을 느끼는
데 도움이 될 것이다. 그리고 적은 것이 많은 것
이라는 말을 기억하라.

난 야채를 싫어해

나는 프렌치프라이를 좋아한다. 그것은 중독성이 있
다. 나는 그것을 하루 종일 먹을 수 있었다. 불행히도 나
는 샐러드와 녹색 채소 냄새를 좋아하지 않는다. 물론
그것이 내 몸에는 훨씬 더 좋다. 선택해야 하는 입장이
되면, 나는 맛 때문에 언제나 패스트푸드를 선택한다.

-몰리

몰리는 수년간 남편에게 자신은 야채를 "싫어한다"고 말
했다. 따라서 그녀는 저녁식사로 야채 요리를 하지 않았다.
그녀는 야채는 지겹고 맛이 없다고 말했다. 어느 날 몰리 부
부는 친구로부터 저녁식사 초대를 받았다. 거기서 올리브유
와 양념을 뿌린, 구운 야채 요리를 대접 받았다. 몰리는 예의
바르게 처신하기를 원했기 때문에 그 야채 요리를 먹었다.
놀랍게도 그 맛은 환상적이었다. 수년간 그녀는 야채를 좋아
하지 않는다고 *생각했다.* 그래서 야채를 먹기조차 거부했다.

사람들이 왜 자신이 건강한 음식을 좋아하지 않는다고 생각하는가를 이해할 수 있다. 불행히도 우리 입맛은 좋은 맛에 길들여져 있다. 우리 음식에 있는 많은 맛은 정상적으로 자연에서는 생성되지 않으며, 화학적으로 가공된 것이다. 그 결과 마음은 영양가 있는 자연식품을 떨떠름하게 여긴다. 이로 인해, 모든 건강음식은 "판지" 같은 맛이라는 전 세계적으로 획일적인 현상이 생겨났으며, 당신이 음식을 먹기도 전에 *No!*와 같은 생각을 자동적으로 한다.

우회로 생각은 당신이 채소나 건강음식을 피하도록 하기 위해, *나는 채소를 좋아하지 않아* 또는 *건강음식은 맛이 없어* 같은 메시지를 전할 수도 있다. 자연식품이 인공·가공식품의 요란함을 가지고 있지 않은 것은 사실이다. 그러나 일단 당신이 패스트푸드를 줄였다면, 몸은 자연식품의 미묘한 맛에 훨씬 더 수용적이고 민감하다. 그것은 전지全脂우유에서 탈지脫脂우유로 바꾸는 것과 같다. 일단 당신이 탈지우유에 적응하면, 전지우유에서는 너무 풍부한 맛을 느낀다. 당신이 패스트푸드로 돌아갈 때, 당신 혀의 맛봉오리는 흔히 설탕과 소금의 양에 의해 압도당하며 충격을 받는다.

 **생각의 다이어트 : 시도하라, 당신은 그것을 좋아할지도 모른다**

당신의 마음이 *멈춰!* 난 그것을 좋아하지 않아라고 자동적으로 말할 때, 음식을 외면하지 말고, 그것을 넘어서도록 노력하기 시작하라. 의식적으로 그리고 유연하게 이 생각에 응답하라.

안 돼 마음	유연한 마음
나는 건강음식을 싫어해.	나는 건강음식을 좋아하지 않아. 하지만 한 번 시도해볼 생각이야.
나는 정크푸드에 중독돼 있어.	내가 좋아하는 음식들은 나를 계속 붙들어 두려고 만들어졌어.
나는 건강음식을 좋아하지 않아.	나는 처음 한입으로 그것을 판단하지 않으려고 노력할 것이다.
나는 정크푸드의 맛을 정말 좋아해.	내가 자연식품, 건강음식을 먹기 시작할 때, 내 미각은 변할 것이다.
나는 건강에 좋은 것을 먹기를 원하지 않아. 그것은 지겨울 것이야.	좋은 맛을 가진, 건강한 선택 대상은 많아.

음식은 약이다

의학의 아버지인 히포크라테스(B.C. 460~370)는 많은 것들로 유명하다. 그 중에는 "당신의 음식을 약으로 삼고, 당신의 약을 음식으로 삼아라."라는 말이 있다. 간단히 말하자면, 음식은 치료를 할 수가 있다는 것이다. 음식에 있는 비타민, 무기질, 영양소들은 질병과 싸우며 삶을 바꾸는 특별한 건강상 이점들을 제공한다. 예를 들면, 딸기, 블루베리, 크랜베리를 먹으면, 당신의 심혈관 건강에 좋다(Basu, Rhone, and Lyons 2010). 당신의 몸과 마음이 최상의 상태를 유지하는 데 도움이 될 수 있는 많은 "기능성 식품"들이 있다.

단순한 감각적인 즐거움보다 음식의 치료 특성에 초점을 맞춤으로써, 사려 없이 먹겠다는 충동을 길들여라. 당신이 처리해야 할 건강 이슈가 무엇이든, 그것을 조사해 도움이 될 음식 목록을 만들어라.

호두의 사려 깊은 식사 행동

호두는 오메가-3가 풍부하다. 오메가-3는 항염抗炎작용과 심혈관계의 이점으로 잘 알려져 있다(Defilippis, Blaha, and Jacobsonson 2010). 이것은 식품의 의학적 특성에 초점을 맞춘 한 가지 사례이다.

1. 호두 몇 개를 당신 손에 쥐고, 나머지는 전혀 손이 닿지 않는 찬장에 넣어 버려라. 호두를 쳐다보라. 당신이 호두에 관해 어떤 판단을 내리고 있는가를 인식하라. 아마 당신은 *견과는 지방 성분이 많아 나쁘다*라고 생각할 것이다. 아마 당신은 *호두는 땅콩만큼 나쁘지 않아*라고 생각할 것이다. 또는 아무 생각도 떠오르지 않을 것이다. 호두 한 개에 집중하라. 자신에게 *이것은 내 심장에 좋아. 이것은 내 몸에 유익해. 음식이 약이야*라고 말하라.

2. 그 호두를 잠시 쳐다본 뒤 먹어라. 씹히는 소리에 귀를 기울여라. 당신 입속의 질감을 느껴라.

3. 내가 "팝콘 충동"이라고 부르는 것을 당신이 가지고 있는가를 인식하라. 그것은 흔히 우리가 팝콘 먹을

때처럼, 많이 입속에 넣고자 하는 자동적인 욕구이다. 이것은 나머지 호두를 손이 닿지 않는 곳에 치우는 것이 중요한 이유이다. 이 충동을 단지 인식하라.

4. 그것을 사려 깊게 먹어라. 그것을 쳐다보라. 그것을 천천히 씹어라. 그 맛을 인식하라. 각각의 호두에 대해 동일하게 하라. 호두를 한 번에 한 개씩 먹어라.

5. 식단에 추가하기를 원하는 건강음식이 무엇이든, 당신은 그것에 대해 같은 행동을 할 수 있다.

난 생리전증후군이야, 초콜릿이 필요해!

시계장치처럼 생리가 올 때, 나는 검정 초콜릿을 갈
망한다. 한 달 중 그 시간 동안 나는 아주 감정적인 상태
가 된다. 그리고 슬픔을 연한 사탕에 담근다.

―홀리

홀리는 대부분의 기간 동안에 매우 사려 깊은 식생활을 하
는 사람이다. 그러나 생리가 시작되면, 그녀는 초콜릿 갈망
에 빠진다. 월경주기 동안 많은 여성들이 튀긴 음식, 짠 음
식, 단 음식뿐 아니라 강렬한 초콜릿 갈망을 갖는 것은 사실
이다. 생리전증후군(PMS)을 가진 여성들이 그 기간 동안 또
는 호르몬이 변동을 거듭할 때마다, 자신들이 경험하는 불편
하고 불쾌한 증상들을 처리하기 위해 즐거움을 추구하는 것
은 놀랄 일이 아니다.

초콜릿을 약간 먹는 것 또는 소량의 소금과 지방에 대한
갈망에 응하는 것이 세상의 종말은 아니다. 그러나 관련된

우회로 생각에서 벗어나는 것은 중요하다. 매달 1주일간 초콜릿이나 건강하지 못한 음식을 먹으면, 시간이 지나면서 누적돼 당신의 건강을 방해할 수 있다. 게다가 그것은 습관이 될 수 있다. 생리가 시작되면, 당신은 자동적으로 초콜릿을 먹을 때라고 생각한다. 매달 그 시기에 그런 갈망을 더 효과적으로 다루는 방법을 찾는 것은 매우 유익하다.

 **생각의 다이어트 : 편안함 vs. 즐거움**

생리전증후군, 그리고 당신의 생리와 관련된 불편한 신체 증상들을 처리하기 위해 음식에서 *즐거움*을 추구하기보다, *편안함*을 찾는 데 초점을 맞춰라. 이것은 전기담요, 편안한 옷, 뜨거운 샤워, 목욕물 연화제, 따뜻한 차 한 잔, 선약先約이 돼 있는 마사지의 형태로 나타날 수 있다. 당신의 몸을 편안하게 하고 달래는 방법을 찾는 것은 장기적으로 당신에게 도움이 될 것이다.

그러나 난 그렇게 많이 먹지는 않아

직장에서 내 동료와 고객들은 내게 가장 유혹적인 접대를 한다. 어제는 집에서 만든 따뜻한 바나나빵이 있었다. 나는 단지 한 개의 큰 덩어리를 집었다. 나는 그것을 내 음식 일지日誌에 포함시키지 않았다. 솔직히 말하면, 나는 그것에 관해 전적으로 잊고 있었다. 내가 그것에 관해 현실적으로 생각해보면, 아마도 그 한 조각은 아침식사 전체와 같은 칼로리를 가지고 있을 것이다.

—리사

오늘 *당신*은 무엇을 먹었는가? 지금 당장 당신의 머릿속에 조용히 목록을 만들어보라. 그 일을 마쳤으면, 이런 질문들을 생각해보라. 이 목록을 만드는 데 시간이 얼마나 걸렸나? 그 일은 쉬웠는가, 잠시 힘들게 생각해야만 했는가? 짧게나마 당신이 먹은 것을 전적으로 잊는 것은 쉬운 일이다.

가끔 내 고객과 독자들은 혼란스럽게 자신들의 머리를 긁는다. 그들은 식습관을 바꾸기 위해 순수하게 노력한다. 그러나 그들의 체중과 다른 건강지표들-혈압이나 콜레스테롤 수치 같은 것들-은 변하는 것 같지 않다. 의학적 문제를 배제하면, 방해가 되는 것이 무엇인가를 알기가 힘들다.

부분적으로, 당신을 속이는 것은 당신의 마음일 수 있다. 당신의 마음보다 한 발 앞서려면, 음식 한입 먹는 것을 매번 의식하는 것에서 시작해야 한다. 당신의 마음은 왜 식사의 일부는 실제로 "포함해서는" 안 되는가를 당신에게 확신시키기를 원할지도 모른다. 여기서 케이크 한입, 저기서 견과류 한 움큼은 아무것도 아닌 것처럼 보인다. 당신은 위에서 실제로 이것을 "느낄" 수 없을 것이다. 이 때문에, 당신의 마음은 쉽게 그것을 경시하고, 평가절하하며, 심지어 잊어버린다. 그러나 각각의 한입은 축적된다. 우리는 먹는 것을 잘 추적한다고 생각할 때에도, 먹는 양을 저평가하며 불충분하게 보고하는 경향이 현저하다(Poslusna et al. 2009; Wansink and Chandon 2006).

 **생각의 다이어트 : 각각의 한입에 신경 쓰기**

먹는 것을 기록하기 위해 일기, 온라인 블로그, 스마트폰 애플리케이션, 또는 당신이 이미 가지고 있는 유용한 도구를

사용하라. 불충분하게 보고하거나 "잊어버리는" 문제점을 줄이기 위해, 당신이 먹는 것을 확실하게 즉각 써 두는 것이 도움이 된다. 자신에게 *이 한입은 중요하다*라고 말하라. 일지를 당신 지갑에 휴대하거나, 도표용 프로그램을 당신 컴퓨터에 간직하는 것을 고려하라. 만약 당신이 카메라폰을 가지고 있다면, 그것을 사용하라. 사진 한 장은 천 마디 말만큼 가치가 있다. 카메라는 음식 일기의 정확성을 증대시키는 데 도움이 된다(Six et al. 2010).

무無판단적인 입장을 견지함으로써, 의식적 또는 무의식적으로 당신의 식사를 불충분하게 보고하는 것을 피하라. 종종 사람들은 자신이 먹는 것을 기록하기를 꺼린다. 내부 비판자가 그 기록에 관해 말할지도 모르기 때문에 그들은 당황해 하거나 부끄러워한다. 당신은 자신의 행동이 얼마나 "나쁜가"를 평가하기 위해, 모든 것을 기록하고 있는 것은 아니라는 점을 기억하라. 대신에 그것은 단순히 당신이 얼마나 많이 먹고 있는가를 더 인식하기 위한 것이다.

영양에 신경 쓰기

당신이 생각하는 만큼 좋은 식사를 하지 못하는 한 가지 이유는, 교활한 패키지package 때문일 것이다. 그 패키지는 진실로 건강에 좋은 것과 그렇지 않은 것의 구분을 힘들게 만들 수 있기 때문이다. 패키지로 되어 있거나 가공처리된 식품을 고를 때, 잠시 다음 행동을 취할 여유를 가져라.

1. 음식을 먹기 전에 그 패키지를 뒤집어, 마치 연극의 한 장면을 들려주듯 그 구성성분을 큰 소리로 읽어라. 이것은 칼로리를 체크하거나 지방 성분에 강박감을 가지려는 것이 아니다. 대신에 그 음식의 구성성분을 읽을 때, 당신 내장의 반작용을 단순히 측정하라. 당신은 읽을 때 더듬거리거나 일부 단어를 빠뜨릴 수 있다. 자신에게 *그게 뭐야?*라고 묻는가의 여부를 인식하라. 당신은 익숙지 못한 화학물질의 이름을 읽을 때, 의식이 멍해지는 자신을 발견할 수도 있다. 그러나 현재에 머물러야 할 때이다.

2. 구성성분 표를 큰 소리로 읽은 다음, 당신이 소비하고자 하는 것에 관해 어떤 느낌인가를 결정하라.

내 자신을 돌볼 때, 난 이기적이라고 느껴

자녀는 내 인생에서 최우선 순위에 있다. 그들은 내 우
선순위 목록의 맨 위에 있다. 나는 체중감량이나 내 자신을
돌보려는 시도에 관해 생각할 때마다, 죄의식을 느낀다. 내
마음은 말한다. "너는 건강한 식생활에 초점을 맞출 시간
이 없어." "운동시간 30분은 네가 자녀와 함께 보낼 수 있
는 시간이야. 자녀들은 1주일 내내 너를 거의 보지 못해."
내 일부는 이것이 단지 변명에 불과하다는 것을 안다. 나의
다른 부분은 "엄마의 죄의식"을 그냥 넘겨버릴 수가 없다.

—제시카

비행기 안전수칙은 비상시 당신이 해야 할 일에 관해 매우
구체적이다. 먼저 자신의 산소마스크를 착용하라. 그리고 옆
자리 사람을 도와라. 이들 수칙은 한 가지 좋은 원칙을 반영
하고 있다. 다른 사람을 돕기 위해, 먼저 자신을 돌봐야만 한
다는 것이다. 잠시 당신이 돌봐야 할 누군가에 관해 생각해보

라. 예를 들면, 자녀, 형제자매, 부모, 애완동물 또는 이웃사람. 아마도 당신은 자신의 요구, 그리고 자신에게 의존하는 사람들의 요구를 돌보는 것이 얼마나 부단한 저글링juggling 묘기인지를 너무나 잘 알 것이다.

사려 깊음의 관점에서 볼 때, 다른 사람을 돌보는 최선의 방법은 연민을 보여주고 먼저 당신 자신을 돌보는 것이다. 이 이슈와 관련해 당신이 느낄 수 있는 죄의식은 아마도 당신의 행동은 "나쁘다"는 판단과, 당신이 "해야만 한다"고 믿는 것에 초점을 맞추는 데서 나올 것이다. 우회로 생각은 당신을 돌보는 것은 "나쁜" 것이라고 확신시킴으로써, 좋은 식사에서 벗어나라고 당신에게 말하려고 노력한다.

 **생각의 다이어트 : 나는 자기 돌봄의 가치가 있다**

"체중감소"나 "체중관리" 노력을 "자기 돌봄"에 초점을 맞추는 것으로 재구성하라. 사람들은 자연스럽게 자신이 돌보는 것들을 소중하게 여긴다. 만약 당신이 차를 소중하게 평가한다면, 차를 깨끗이 유지하며 기름을 교체한다. 만약 당신이 그것을 소중하게 여기지 않는다면, 차에 쓰레기가 쌓이는 것을 허용할지도 모르며, 그것이 더러워도 실제로 신경 쓰지 않을지도 모른다.

먹기보다 식사를 하라. 지금 당신이 어떻게 음식을 소비하는가를 잠시 생각해보라. 당신은 패스트푸드를 가방에서 바로 꺼내 먹는가? 싱크대에 서서 간단히 먹는가? 음식을 깨지락거리며 냉장고 앞에 서 있는가? 숨어서 먹는가? 그 대신에 식탁에서 먹기 위해 특별한 장소를 마련하라. 식기용 깔개를 사용하라. 이상적으로, 멋있는 접시 그리고 천으로 만든 냅킨 위에 은銀식기류를 준비하라. 이것이 전달하는 다음 메시지를 생각해보라. *나는 특별하다. 자신에게 내 자신과 내가 어떻게 먹는가에 나는 신경을 쓴다 그리고 나는 건강한 좋은 식사를 할 가치가 있다*라고 말하라.

당신의 몸을 복구하라. 돌보는 일을 하는 많은 사람들에게 결여된, 자기 돌봄의 한 가지 중요한 측면은 적절한 잠이다. 피곤할 때 당신은 *나는 건강하게 먹을 시간이 없어* 그리고 *충분히 잠잘 시간이 없어*와 같은 자동적 생각에 더 취약하다. 최적의 사고思考를 위해, 7~9시간의 잠을 목표로 하라. 이것은 식욕과 포만 호르몬을 억제하는 데 도움이 된다. 수면 결핍은 당신의 마음을 우울하게 만들어, 집중과 의사결정을 방해할 수 있다는 것을 기억하라. 생각이 몽롱할 때, 실제로 그 순간에 있기는 힘들다. 아마 당신은 생각이나 노력을 거의 하지 않는 자동적인 패턴에 빠질 것이다.

외식을 해야 해, 요리는 일이 너무 많아

나는 요리를 좋아하지만 항상 그런 것은 아니다. 많은 사람들과 마찬가지로, 나는 가벼운 요리 공포증을 겪었다. 나의 경우, 새 요리법을 시도하는 것을 꺼렸다. 그리고 시간이 촉박할 때, 식사 준비를 해야 하는 데에 쩔쩔매는 느낌을 받았다. 파스타나 버거 같은 익숙한 식사는 문제가 없었다. 나는 아쉬운 마음으로 요리책들의 페이지를 대충 넘겨보고, 푸드 네트워크Food Network(역주: 요리 전문 채널)를 시청했다. 요리하기를 원하는 것과 요리를 하는 것 사이에는 큰 공백이 있었다.

―수

식당은 많은 양을 주며 건강에 좋은 것처럼 보이는 음식을 기만적으로 제공한다. 따라서 식당은 우리 허리둘레에 어떤 이점도 주지 못한다. 오히려 대부분의 경우 분량과 구성성분이 당신의 건강에 단순히 좋지 않다. 불행히도, 그 대안인 요리는 흔히 경멸과 불쾌함의 대상으로 여겨진다. 일반적 인식은 요리는 귀찮은 일이라는 것이다. 당신의 마음은 요리는 너무 어려워 또는 요리는 너무 힘이 들어라고 말할지도 모른다.

좋은 뉴스는 당신이 자신의 식사를 만들면 더 사려 깊은 식생활을 하는 데 도움을 받을 수 있다는 것이다. 요리는 당신의 체중 관리에 필수적인 도구의 하나다. 그것은 당신에게 음식의 분량과 질을 훨씬 더 잘 통제할 수 있게 해준다. 게다가 감사하게도, 그것은 흔히 식당보다 더 싸기 때문에 당신의 돈을 절약해 줄 수 있다.

사려 깊음은 식사 준비처럼 일상적이고 평범한 일에 대한 정신적 저항성을 극복하는 데 도움이 된다. 잠시 당신이 어떻게 접시를 씻는가를 생각해보라. 당신이 접시 씻는 일에 대해 목표 지향적이 될 때, 그것은 잡일과 성가신 일이 된다. 일을 마치는 것에 초점을 맞출 때, 당신의 마음은 *난 단지 이 일을 해야만 해* 그리고 *난 다른 일을 해야만 할 것이야* 같은 말을 한다. 사려 깊게 행동할 때, 당신은 손동작과 함께 그 순간에 머물며 각각의 단계에 감사한다. 당신은 *이것이 이 순간 정확히 내가 있어야 할 곳이다*라고 생각한다.

# 생각의 다이어트 : 사려 깊은 요리

세탁, 자녀의 식사 준비, 양치질처럼 당신 생활의 평범한 일에 사려 깊음을 발휘하도록 연습하라. 당신의 주의를 전적으로 행동에 집중하라. 접시를 씻을 때 손의 움직임을 인식하라. 비누거품의 냄새를 맡아라. 싱크대 속 거품을 가지고 놀아라. 일단 당신이 다른 행동들을 했었다면, 요리에 사려 깊음을 유도하도록 노력하라.

간단한 요리법을 선택하라. 그것의 사용을 고려하기 전이라도, 여러 번 사려 깊게 그것을 계속 읽어라. 마음이 당신에게 *그것은 너무 어려워* 같은 자동적인 메시지를 보내는가의 여부를 인식하라. 당신은 그 과정을 즐기기보다는 과정을 건너뛰고 끝내려고 노력하는가? 설명서에 익숙해짐으로써 이런 유혹을 밀치고 지나가라. 너무나 흔히, 당신은 요리법 중간에서 잘못된 순서로 구성성분을 섞었다는 것을 발견할 수 있다. 그 요리법을 완전하게 독파할 시간을 갖지 않았기 때문이다. 점프해서 앞서나가려고 하지 말고, 한 번에 한 걸음씩 나아가라.

시작할 때, 당신의 두 손이 캔 한 개를 들고 있는 것을 인식하라. 후추의 색깔을 의식하라. 각 구성성분의 냄새를 깊이 들이마셔라. 조리하는 칼질 소리에 주의를 기울여라. 각

단계에 주의를 집중하고 마음을 여는 것은, 당신이 요리를 새로운 방식으로 생각하는 데 도움이 될 것이다.

당신이 앞치마를 두르지 못하는 한 가지 이유는 완벽주의이다. 당신의 마음은 *그것이 좋지 않으면 어떻게 하나?* 라고 생각할지도 모른다. 유머 감각을 가지도록 노력하며, 새 요리법을 하나의 실험으로 바라보라. 집에서 요리한 식사는 정교할 필요가 없는 것이다.

스트레스 해소를 위해 음식이 필요해!

어린 시절, 내 하루 운수가 나쁠 때마다, 엄마와 나는 부엌 식탁에 앉아 초콜릿 웨이퍼스(역주: 흔히 우리가 '웨하스'라고 부르는 양과자)를 함께 먹곤 했다. 나는 성인 시절까지 이런 패턴을 답습했다. 직장에서 하루 운수가 나빴거나 남자친구와 불협화음이 있었을 때, 내 마음은 자동적으로 *나는 초콜릿이 필요해!*라고 말하곤 했다. 나는 내 자신을 달래는 다른 방법을 사용함으로써 이 상태를 호전시켰다. 처음에는, 먹는 것만큼 좋은 것은 없는 것처럼 느껴졌다. 그러나 이후 나는 초콜릿 쿠키가 기운을 차리게 해주는 유일한 것은 아니라는 점을 깨닫도록 내 두뇌를 재훈련시켰다.

―캐시

많은 사람들에게 편안한 식사는 아킬레스건腱이다. 약간 스트레스를 받으면 그들은 기름지고, 달고, 짠 음식을 향해 직행한다. 캐시와 마찬가지로, 우리는 위안慰安을 향한, 만족할 줄 모르는 식욕을 가지고 있다. 우리는 매우 많은 방법으로 위안을 추구한다. 종종 건강한 방법-친구에게 전화하는 것처럼-으로, 그러나 자주 파괴적인 방법-약물, 술, 음식, 인터넷 등으로 무감각해지는 것 같은-으로 위안을 추구한다. 음식으로 고통을 완화하는 것은 널리 퍼진 유행병이 됐다. 일부 음식은 구체적으로 뇌의 보상·쾌락 영역을 작동시킨다. 불행히도 먹는 것은 단기적인 위안을 얻는, 싸고 합법적이며 빠른 방법이다.

위안을 주는 음식을 소량 먹는 것은 일반적으로 문제가 되지 않는다. 마카로니, 치즈, 따뜻한 브라우니는 즐거움을 주고 맛이 좋다. 그러나 스트레스를 해소하는 주요한 원천으로 위안을 주는 음식에 의지하는 것은, 체중증가와 고통을 야기할 수 있다.

이 문제를 직접 다뤄보자. 이 세상은 믿을 수 없을 정도로 스트레스가 가득하다. 우리 모두는 하루에 여러 번, 아마도 거의 매 시간마다 스트레스를 경험한다. 자신을 달래줄 필요성은 계속된다. 이것은 특별히 스트레스 관리에 대한 훈련이 거의 안 된 사람들에게 문제가 된다. 당신의 생각들은 상황을 악화시킬 수 있다. 그것들은 위안을 줄 수 있는 가장 쉬운 길을 택하도록 당신에게 확신을 주려고 노력한다. 그것은 흔히 음식을 통한 것이다. 만약 스트레스를 받았기 때문에 당신의 마음이 위안을 주는 음식을 허용한다면, 당신은 매우 파괴적인 식생활 주기週期에 빠질 것이다.

 생각의 다이어트 : 위안에 대한 갈망

스트레스를 해소하라. 스트레스와 위안을 주는 음식 사이의 인지적 관련성을 깨도록 당신의 뇌를 재설정하라. 당신을 위안하고 달래기 위해 음식을 사용하라고 마음이 지시할 때, 이런 충동을 사려 깊게 인정하라. 그리고 위안의 대체 방법을 시도하는 데 동의하라. 가령 차 한 컵 마시기, 편안한 파자마나 추리닝 바지 입기, 좋아하는 이야기책 읽기, 자신을 마사지하기, 커피숍에서 일기 쓰기, 재미있는 소설책 읽기, 소셜 네트워킹 하기, 산책, 이메일 하며 휴식 취하기, 친구에게 전화하기 등이 있다. 그것은 흔히 어떤 점에서는 당신의 감각을 바꾸는 것에 관한 것이다. 당신의 몸을 따뜻하게 하라. 부드럽고 안락한 것으로 당신을 감싸라. 게임으로 당신의 지루해진 마음을 자극하라. 반복하고, 반복하고, 반복하라! 내 책 〈음식 없이 당신을 달래는 50가지 방법50 Ways to Soothe Yourself without Food〉에서 더 많은 제안들을 찾아보라.

위로의 자기 대화를 사용하라. 조용하고 편안한 방법으로 자신을 방해하는 생각들에 말을 하라. 만약 이것을 하기 힘들다면, 괴로워하는 아이에게 당신이 무엇을 말할 것인가를 상상하라. 괜찮을 거야, 그것은 정말 힘들어, 괜찮아질 거야 처럼 말하라.

효과가 없을까 두려워,
아무것도 변하지 않을 거야

나는 22.7kg을 감량했다. 다시 살이 찔까 두렵다. 내
체중은 요요현상이 너무 심해, 나는 체중을 조금이라도
증가시킬지도 모르는 것은 어떤 것도 먹기가 두렵다. 과
거의 나로 되돌아갈 것이라는 생각은 나를 공황상태로
내몬다. 그러면 나는 얼어붙는다. 나는 실제로 변할 수
없을까 봐 공포를 느낀다. 나는 단지 음식과 체중 증가
를 바라볼 뿐이다.

—샘

잘 생긴 독신 회계사인 샘은 관계 형성을 필사적으로 원한
다. 하지만 여성에게 데이트 신청을 하지 말라고 부단히 자
신에게 말한다. 그는 백만 가지 핑계를 가지고 있다. *나는 너
무 바빠*, *그녀는 이상형이 아니야* 또는 *나는 데이트할 준비
가 안 됐어*. 그러나 실제로 뿌리 깊게 그를 방해하는 것은 두
려움이다. 그는 많은 것들을 두려워한다. 거절당하는 것, 놀

림감 되는 것, 데이트에서 실패할 것 같은 기분, 그리고 실망. 그것이 효과가 없을 것이라는 것을 만약 샘이 "안다면", 왜 굳이 데이트를 시도해야만 할까?

내 고객들 중 많은 사람들이 사려 깊은 식생활에 관해 이런 두려움의 태도를 공유한다. 체중감소와 식습관 변화에 대한 그들의 과거 많은 투쟁들을 고려해 보면, 그들은 아무것도 변하지 않을 것이라는, 매우 깊은 근원적인 두려움을 가지고 있는 것 같다. 내 고객들은 자주 말한다. "나는 상황이 좋아질 것이라고 믿지 않아요. 그런데 왜 노력해야 하죠?" 그것은 이해가 된다. 과거에 초점을 맞추면서 그것을 현재에 비유하는 것은 두려움으로 귀결된다.

당신이 두려워할 때, 당신의 몸은 "싸우거나 도망가려는" 방식에 돌입한다. 그 결과는 당신이 두려움에 대항해 싸우거나, 그것으로부터 도망가는 것 중 하나이다. 당신의 몸은 정지하거나 활성화하는 것 중 하나를 따른다. 만약 사려 깊은 식생활에 관한 생각이 갑자기 튀어나온 사슴과 같은 느낌으로 귀결된다면, 두려움이 그 문제의 실제 근원인가의 여부를 생각해보라. '두려움 느끼는 것은 괜찮다' 는 것을 자신에게 재확신하라. 두려움을 느끼는 것이 실제의 큰 위험인가, 또는 장래에 발생할 수 있는 어떤 것에 관한 단순한 생각·백일몽인가를 자신에게 물어보라. 감량하지도 않은 체중을 다시 얻게 될 것이라고 두려워하는 것이 중요한 사례이다. 공포를 불러일으키는 것은 그것에 관한 *생각*이다. 이것은 이 순간, 바로 여기서 당신에게 해를 끼칠 수 있는 것-당신을 쫓는 호랑이처럼-이라기보다 "예상되는" 두려움이라는 점을 상기하라.

 ## 생각의 다이어트 : 사려 깊은 호흡

당신이 변화 또는 "변화를 날려버릴" 가능성을 두려워하든 아니든, 두려움의 생리학적 측면을 지연시켜라. 사려 깊은 호흡을 시도하라. 사려 깊은 호흡은 당신의 인체 리듬을 지연시켜 당신이 대처하는 데 도움을 줄 것이다. 당신의 마음이 *왜 귀찮게 해?*라고 말하는 것을 당신이 들을 때, 또는 당신의 마음이 두려움에 좌우되는 다른 생각에 사로잡혔을 때, 이 기술을 사용하라.

사려 깊은 호흡

1. 매번 숨을 내쉬고 들이마실 때, 당신의 주의를 무無판단적 방법으로 그것에 돌려라. 호흡을 빨리 하거나 늦추려고 노력하지 마라. 단지 그것을 지켜보라.

2. 당신이 이렇게 할 때 마음에 떠오르는 생각들을 인식하라. 어떻게 숨이 들락거리며 연기처럼 용해되는가에 주의를 기울여라.

3. 당신의 주의가 흐트러져도 괜찮다. 인내심을 가지고 포기하지 마라.

4. 당신의 가슴이 오르락내리락 하는 것을 인식하라.

5. 숨이 당신 코를 들락거릴 때 그 공기의 따뜻함을 느껴라.

6. 여러 번 반복하라.

이렇게 한 다음, 당신은 어떤 느낌을 받는가? 긴장이 이완되고, 더 편안한가?

하지만 난 달콤한 뭔가가 필요해!

나는 점심식사 후 단 것을 찾기 위해 사무실을 미친 듯이 돌아다녔다. 나는 그 갈망을 충족시켜야만 했다. 그렇지 않으면 나는 지킬 박사에서 하이드로 변신할 예정이었다.

—존

존은 동료의 사무실로 걸어갔다가 바로 돌아섰다. 그녀의 캔디 통은 비어 있었다. 그는 다른 동료를 찾아서 책상에 넣어둔 달콤한 것이 있는가를 물었다. 그녀는 씨리얼과 초콜릿으로 집에서 만든 트레일믹스trail mix(역주 : 스낵의 일종) 한 봉지를 주었다. 존은 자신의 사무실로 돌아와 초콜릿 몇 조각을 집어 먹은 뒤 나머지는 버렸다. 한 봉지 전부는 먹기에 너무 많은 양일 것이다. 초콜릿 몇 조각이 진실로 존이 원했던 전부였다. 그는 좋아지는 것을 느꼈으며, 단 것에 대한 갈망 때문에 더 이상 정신이 산만하지도 않았다.

갈망에 대항해 싸우는 것은 가끔 좋은 점보다 해害가 더 많을 수 있다. 당신은 종종 어떤 것을 좋아한다. 그리고 그것에 사려 깊게 응답하는 것이, 그것과 싸워 이기려고 하거나 그런 일은 생기지 않을 것이라고 자신에게 확신하는 것보다 더 낫다. 당신의 생각을 거부하는 것은 많은 괴로움을 야기할 수 있다. 또 그것은 그 갈망을 막기 위해 만족스럽지 못한 다른 간식을 많이 하도록 당신을 유도할 수 있다.

 **생각의 다이어트 :** 음식 갈망에 사려 깊게 응답하기

여기에 음식 갈망을 처리하는 한 가지 좋은 방법이 있다.

1. 사려 깊게 그 갈망에 대답하라. 당신의 첫 충동에 따라 행동하지 마라. 그것을 깊이 생각하라.

2. 갈망의 정체를 명쾌하게 파악하라. 구체적으로 당신은 무엇을 원하는가? 아주 상세하게 파악하라.

3. 시작하기 전에, 당신이 무엇을 얼마나 먹을 것인가에 관해 분명한 계획을 세워라.

4. 효험이 있는, 가장 건강한 선택에 관해 생각하라. 만약 당신이 초콜릿을 갈망하면, 무無설탕 형태는 좋을까? 아마 코코아도 그 갈망을 충족시킬 것이다. 하지만 코코아는 우유의 단백질을 공급할 것이다.

5. 당신이 갈망하던 음식을 먹는 동안 전적으로 현재에 머
   물러라. TV를 끄고 책도 내려놓아라.

6. 당신이 갈망하는 것을 먹을 때, 사려 없이 음식을 깨지
   락거리거나 조금씩 뜯어먹었던 부엌이나 그런 장소로
   부터 떨어져라.

단지 난 너무 게을러

내가 먹는 방식 바꾸기를 원하지 않는 것이 아니다.
난 단지 분명히 게으를 뿐이다.

―폴

집에 도착할 때 당신이 원하는 전부는 소파에 풀썩 주저앉아, 간식을 하고, TV 앞에서 느긋하게 쉬는 것이다. 당신은 산보를 "해야 하며" 간식이 "필요하지" 않는다는 것을 안다. 산보는 당신의 기분을 더 좋게 만들 것이다. 그러나 당신은 걸어서 문을 나서자마자, 오늘은 *아니야* 또는 *난 너무 게을러*라고 생각한다.

"게으르다"는 것은 설명이 아니다. 판단이며 우회로 생각이다. 교묘한 방법으로 이 단어는 당신의 비非활동성을 "나쁘다"고 여긴다. "게으르다"는 단어 뒤에 무엇이 있는가를 한번 보자. 부분적으로, 그 작업은 자신에 대한 판단을 중단하며, 왜 당신이 구석으로 물러나 종종 "게으름"의 꼬리표 뒤에

숨는가를 이해하는 것이다. 자신을 "너무 게으르다"고 여기면, 당신은 노력하는 것에서 벗어날 수 있다. 그것은 그래, 난 그렇게 만들어졌어. 난 그것과 관련해 어떤 것도 할 수가 없어라고 말하는 것 같다.

사려 깊음의 관점에서 볼 때, 자신에게 꼬리표를 붙이는 것은 당신을 꼼짝 못하게 한다. 예를 들면, 당신은 약속에 늦는 경향이 있기 때문에 자신을 "늦는" 사람이라고 생각한다고 하자. 당신은 "나는 항상 늦어."라고 사람들에게 말할지도 모른다. 따라서 사람들은 당신에게 이런 행동을 기대하게 된다. 당신 또한 자신이 늦기를 기대하게 되며, 의식적 무의식적으로 이에 따라 행동한다. 식습관에 관해 당신이 어떤 꼬리표를 자신에게 붙이는가를 인식하기 시작하라. 아마도 "식욕이 왕성하다" 또는 "까다롭게 먹는 사람"이라는 꼬리표를 붙일 것이다. 당신은 자신에게 나는 너무 게을러라고 말하는가?

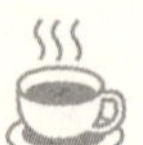 ## 생각의 다이어트 : 사려 깊은 행동

자가 판단의 싹을 없애라. "게으르다"는 단어가 당신의 마음에 들어가자마자, 당신의 "게으름"에 관해 호기심을 가져라. 비생산적인 헐뜯기―자기 파괴적인 행동으로 귀결된다―를 사용하지 말고, 자신의 비활동성이 어디서 오는가를 자문

自問하라. 당신은 만성적으로 편안함을 추구하는 사람인가? 당신은 불쾌한 것을 인내할 수 없을 것이라는 점이 두려운가? 당신은 압도당하는 느낌인가? 실제로 당신을 마비시키는 것을 다루는 데 초점을 맞춰라.

감정적으로 방해하는 것을 파악한 다음, 비활동성을 강요하는 그 방해물을 제거하기 시작하라. 리모콘을 숨겨라. 의자에서 방석을 치워라. 위안을 주는 음식을 쓰레기통에 버려라. 간식을 조금씩 먹는 것을 힘들게 만들라. 단 것을 손길이 미치기에는 많은 수고를 필요로 하는 곳에 보관하라.

자신에게 "게으르다"는 꼬리표를 달면, 자신에 관한 많은 부정적 생각의 소용돌이에 휘말릴 수 있다. 이런 형태의 "도미노 생각"을 바꾸기 위해 시각화를 사용하라. 한 줄로 서 있는 도미노를 상상하라. 만약 한 개가 쓰러지면, 나머지도 뒤따른다. 비슷하게, 하나의 판단적 생각은 다른 생각을 밀쳐버린다. 나머지가 쓰러지는 것을 방지하기 위해서는 단 한 개의 도미노만 멈추면 된다는 사실을 기억하라. 그것은 당신의 생각도 마찬가지다. 한 번에 단 하나의 생각을 사려 깊게 하는 데 초점을 맞춰라. 하나의 도미노에 그 생각이 적혀 있다고 시각화하라. 이 생각을 계속 세워 두려고 노력하는 것을 상상하라.

제4부

잔소리꾼 생각들 : 자가 판단

이것은 끔찍해, 난 이미 망쳐버렸어

나는 새 드레스를 사고, 휴일 파티에서 디저트를 한 가지만 먹겠다고 엄숙히 맹세했다. 일단 파티에 가면 내 약속은 편리하게 길옆으로 팽개쳐졌다. 나는 접시에 치즈케이크 한 조각과 피칸 파이 한 조각을 채우지 않을 수 없었다. 그것은 매우 좋아 보였다. 누가 선택할 수 있었겠는가? 그것을 거의 다 먹은 뒤, 나는 갑자기 왜 디저트를 하나만 허용했는가를 기억했다. 나는 배부름을 느꼈으며 새 드레스가 불편함을 느꼈다. 난 그것을 망쳐버렸어! 처음에는 내 자신을 마구 두들겨 패고 싶은 충동을 느꼈다. 어떻게 그렇게 많이 먹을 정도로 멍청할 수 있었을까? 이것은 끔찍해!

―캐리

선禪에 옛 이야기가 있다. 한 농부의 말이 도망가자 이웃이 "정말 안 됐네. 운이 나쁘군."이라고 말했다. 농부는 "아마도."라고 대답했다. 다음 날 잠에서 깼을 때, 농부는 누군가 자신의 말에 세 마리를 추가해 되돌려 준 것을 발견했다. 이웃은 "대단하네. 행운이야."라고 말했다. 농부는 "아마도."라고 말했다. 그의 아들이 새로운 말들 중 한 마리에 올라타려고 시도했다. 그러나 그 말은 아들과 친숙하지 않아 그를 바로 던져버렸다. 그래서 아들이 다쳤다. 이웃이 와서 "끔찍하군. 운이 나쁘군."이라고 말했다. 농부는 "아마도."라고 말했다. 좀 지나자, 군대가 와서 그 마을의 모든 젊은이를 징집했다. 그러나 농부의 아들은 부상했기 때문에 집에서 가족과 함께 지내는 것을 허용했다. 농부의 이웃은 "축복이네. 행운이야."라고 말했다. 농부는 "아마도."라고 말했다.

만약 농부가 이웃이 했던 것처럼 각각의 사건마다 판단을 내렸다면 어땠을까? 무슨 일이 생겼겠는가? 그 농부는 아마 감정의 롤러코스트를 경험했을 것이다. 슬펐다가, 행복했다가, 슬펐다가…. 하지만 그는 각 상황에 좋다 또는 나쁘다, 행운 또는 불행이라는 꼬리표를 달기를 거부했다. 그는 각 상황을 중립적으로 지켜보고, 그것이 형편에 따라 진행되는 것을 허용했다.

생각과 감정이 당신을 지배하고 거친 강물 속의 나뭇잎 하나처럼 당신에게 이래라 저래라 하는 것을 막는 한 가지 방법은 농부처럼 되는 법을 배우는 것이다. 음식, 자신, 당신의 체중에 관한 내부 판단에 중립적으로 응답하라.

예를 들면, 스트레스를 주는 식생활은 흔히 한 사건에 관한 하나의 부정적 평가나 판단에 의해 촉진된다. *사장이 내게 소리만 질렀어. 얼마나 끔찍한가.* 당신의 뇌는 "끔찍하다" 또는 "나쁘다"라는 단어를 들으면, 인체의 나머지 부분에 "나쁜" 사건에 대비하라는 신호를 보낸다. 당신의 몸은 경보기 소리를 내며 코르티솔–당신에게 싸우거나 도망가려는 반응을 준비하게 하는 스트레스 호르몬–이 넘쳐나게 된다. 동일한 그 호르몬은 설탕, 지방, 소금에 대한 갈망을 촉발한다. 위안을 주는 음식을 먹으라고 재촉한다.

이제 판단하지 않고 *사장이 내게 소리만 질렀어*라고 생각하라. 사장이 당신에게 소리치는 것은 결코 즐거운 일이 아니다. 하지만 정신적으로 더 중립적인 입장에서 그 사건을 설명하는 것은 이차적인 감정적 반응 그리고 호르몬 스트레스 반응을 줄인다.

 **생각의 다이어트 : 사려 깊은 반응**

내부 비판을 극복하기 위한 중요한 한 단계는 자가 판단을 지켜보는 것이다. 자가 판단들 중 많은 것이 잠재의식 수준

에서 발생한다. 당신은 마음이 판단적 생각을 가졌는가를 통제할 수 없다. 하지만 당신은 동정적이고 사려 깊은 마음자세로 반응할 수 있다.

생각을 의식하라. 잔소리꾼 생각이 마음속으로 들어오는 것을 인식할 때, 자신을 점잖게 자극하라. 예를 들면, 만약 당신의 마음이 *도넛을 먹다니 너는 너무 나빠* 또는 *넌 끔찍한 일을 저질렀어*라고 말하면, *오, 잔소리꾼 생각이 다시 나타났군*이라고 응답하라. 나비채로 그 생각을 잡는 것을 상상하라. 그것을 부드럽게 포획해서 자세히 관찰하는 것을 상상하라.

판단을 인정하라. 부정적인 생각을 한 데 대해 자신을 판단하지 않도록 노력하라. 자신을 비판하는 것은 구미가 당기는 일이다. *어떻게 너는 그렇게 바보 같은 생각을 할 수 있었을까?* 사실의 문제가 되어라. *그 생각이 다시 나타났어* 또는 *중립적인 아마도*로 응답하라.

자세히 조사하라. 새 생각으로 주의를 딴 데로 돌리거나 마음을 방황하게 하는 것은 유혹적일 수 있다. 자신에게 *이 생각에 머물러라*라고 말하라. 그것으로부터 도망하기보다 그것에 기대라.

생각을 있는 그대로 수용하라. 이것은 급진적으로 들릴 수 있다. 자신에게 난 그 생각을 좋아하지 않아, 하지만 그래도 좋아라고 말하라.

의식적으로 응답하라. 이 특별한 생각에 당신이 전형적으로 어떻게 반응했는가를 잠시 생각하라. 그것에 응하는가? 그것을 무시하는가?

그 판단에 반응하지 말고 그것을 그냥 버려라. 그 생각이 가두행진으로 지나가거나 구름 위에서 떠가는 것을 마치 당신이 지켜보고 있는 것처럼, 그 생각이 떠가는 것을 허용하라.

생각 32

이것을 해야만 해, 안 그러면 난 실패자야

난 건강한 식생활을 해야만 해. 나는 내 자신에게, 살찌게 하는 음식은 선택항목에 들어있지도 않다고 말한다. 그러나 내 자신에게 그 말을 하면 할수록, 나는 완강하게 버티는 어린 아이처럼 더 저항하는 것 같다. 당신은 이 말을 들었다. "당신은 말을 물가로 데리고 갈 수 있다. 그러나 물을 먹게 할 수는 없다." 나는 내 자신을 건강한 음식으로 이끌 수 있다. 그러나 종종 나는 내 자신이 그것을 먹게 할 수는 없다. 나는 내 자신과 논쟁하며 식생활을 바꿀 매력적인 이유를 댄다. 하지만 내 자신에게 적대감만 가진 채 끝낸다.

―미아

수년 전, 미아는 로키산맥에서 휴가를 보냈다. 남편이 오솔길 승마를 하자고 제안했다. 만약 당신이 말을 타본 적이 있다면, 당신이 원하는 것―정지하고, 움직이고, 달리는 것―

을 말이 실행하도록 하는 데에는 기술이 필요하다는 것을 안다. 말은 단순히 복종하지는 않는다. 사실 고함 치고 요구하는 것은 역효과를 낳을 것이다. 말을 속도 내게 하거나, 속도 줄이거나, 회전하거나, 멈추기 위해, 당신은 말을 지배하지 않는다. 대신에 당신은 침착하고 조용한 방법으로 조용히 말에게 이야기한다. 당신이 당황하면 할수록, 말은 당신이 요구하는 것을 더욱 거절한다. 적절히 이름 붙여진 것처럼, 미아의 말 '생기발랄'은 부드럽고 통제된 목소리로 이야기할 때에만 복종하곤 했다.

좋은 승마와 사려 깊은 식사는 동종의 감정적 고요함과 침착성을 요구한다. 소리치지 않고, 당황하지 않고, 빨리 가라고 자신을 재촉하지 않으며, 침착하고 집중된 방식으로 자신과 몸에 말하는 것이다.

많은 사람들이 마치 택시 뒷좌석에 있는 것처럼 승마를 하고 식사를 한다. 그들은 뒷자리에 앉아 주의를 집중하지 않는다. 그러나 갑자기 유리창에 기대 그것을 반복해서 두드린다. 그들은 과식한 뒤 자신들에게 고함친다. 너무 늦은 뒤가 아니라, 사전에 상황을 완전히 관리하는 것이 도움이 될 것이다.

 **생각의 다이어트 : 마음의 속삭임**

자신에게 말할 때 사용하는 단어의 형태에 주의하라. 그것은 요구인가? 자신에게 복종하라고 명령하기보다, 동정적으로 그리고 부드럽게 헌신을 권유하라.

요구	권유
나는 건강한 식생활을 해야만 해.	나는 사려 깊은 식생활을 선택한다.
언제 나는 이 같은 식생활을 끝내게 될까?	언제 나는 사려 깊은 식생활을 시작할 수 있을까?
나는 지금 변해야만 해.	나는 어떻게 사려 깊은 식생활을 위한 작은 한 걸음을 내디딜 수 있을까?
나는 식습관을 바꿀 시간이 없어.	나는 어떻게 사려 깊은 식생활을 할 시간을 만들 수 있을까?

단지 '노'라고 말할 수가 없어!

나는 음식 주변에서 단지 '노'라고 말할 수가 없다. 만약 내가 정말로 내 몸에 귀 기울인다면, 몸이 "난 정말 다른 머핀은 필요없어."와 같이 말하는 것을 듣는다. 그러나 나는 내 손이 머핀을 향해 뻗는 것을 본다. 내 머리는 "안 돼!"라고 말하지만 내 손은 멈추지 않는다. 나는 머핀을 집어 내 입에 집어넣는다. 내가 알기도 전에, 이미 그것은 목구멍 아래에 있다. 마치 내 손은 별개의 마음을 가진 것 같다.

—데비

당신은 먹을 때 인체 통제력을 상실했다고 느끼는가? 마음은 안 돼, 안 돼, 안 돼, 먹지 마라고 말하고, 몸은 좋아, 좋아, 좋아라고 말한다. 부분적으로 이것은 음식과 관련해 당신의 두뇌에 과부하가 걸렸다는 것일 수 있다. 당신의 일부분은 *그래! 난 피자 한 조각을 더 원해*라고 말하며, 당신의 다른 부분은 안 돼. 난 피자 한 조각을 더 원하지 않아라고 말한다. 이 일치성의 결여는 무엇을 할 것인가에 관해 당신의 두뇌에 모순된 신호를 보낸다. 분명한 대답의 부재不在로 인해, 두뇌는 익숙한 자동적 습관과 패턴-낡은 식사 방식-을 자동 선택한다.

모순된 감정은 당신을 잔소리꾼 생각들의 비판에 광범위하게 노출되게 한다. 당신은 마음이 넌 결정을 내리고 그것을 고수할 수 없어?라고 말하는 것을 듣는다. 이런 자가 판단들은 당신의 주의를 산만하게 만듦으로써, 사고思考의 장애물로 작용한다. 이런 자가 판단들은 당신의 주의를 전적으로 머릿속에서 진행 중인 것으로 돌린다. 따라서 당신은 대답을 찾기 위해 몸과 조응照應해야 함에도 그렇게 하지 못한다.

 ## 생각의 다이어트 : 사려 깊은 No

당신의 몸과 마음 사이에 일치성을 만들어라. 만약 당신이 배고프지 않거나 음식량이 너무 많아서 디저트나 추가 음식에 '노' 라고 말하기를 진심으로 원한다면, 내가 "권위 있는 노no"라고 부르는 것을 만들어라. 당신 몸의 모든 부분에서 울리는 분명한 노no를 만드는 질문을 자신에게 하라. 예를 들면, 이 질문에 대답하라. 작은 동물에게 발길질해도 괜찮

은가? 아마도 당신은 내부에서 매우 강력한 노!가 떠오르는 것을 느꼈을 것이다. 아마도 당신은 느낀 바를 강조하기 위해 주먹을 불끈 쥐는 것처럼 몸까지 움직였을 것이다. 잠시 당신의 반응을 느껴보라. 이것은 당신의 몸과 마음이 동시에 대답한 권위 있는 노no의 한 가지 사례이다.

다음에 당신은 디저트나 음식 대접에 '노'라고 말하기를 원한다. 하지만 갈등을 겪을 때에는 권위 있는 노no를 떠올려라. 몸에서 그런 노를 경험한 것처럼, 다음에는 당신의 음식 딜레마에 관해 생각하라. 음식을 거절하는 데 도움 되는 "노" 위치로 몸이 이동하는 것을 이용하라. 두 주먹을 불끈 쥐어라. 상체를 뒤로 젖혀라. "노"를 나타내는 표정을 지어라. 폐 내부 깊은 곳에서 거부가 나오게 하라.

당신은 또한 "강력한 예스yes"를 만들기 위해 이 기술을 사용할 수 있다. 당신이 건강한 간식을 하는 데 미온적이라고 하자. 분명한 예스 대답을 가진 질문을 자신에게 하라. 당신의 몸이 어떻게 움직이는가를 인식하라. 아마 당신은 머리를 끄덕이거나 상체를 앞으로 내밀 것이다. 그런 예스를 강조하면서 반복해서 말하라. 이 강력한 예스를 실행하라.

난 의지력이 없어

나는 매우 허약한 사람이다. 내 의지력은 0점이다. 내 앞에 맛있는 음식을 놓지 마라. 내가 마술사처럼 그것을 사라지게 할 것이기 때문이다. 내 친구 리앤은 한 입도 먹지 않는다. 그녀는 놀라운 의지력을 가졌다. 나는 그녀 같은 사람을 찬양하고 질투한다. 나는 그들이 슈퍼 인간인 것처럼 받들어 모신다. 그녀는 어떻게 그렇게 놀라운 자기통제력을 가졌을까? 너무 절망적이다. 음식은 당신에게 음식 갈망을 처리하기 위해 "당신의 의지력을 사용하기만 하라"고 말한다. 하지만 당신은 어떻게 의지력을 얻을 것인가? 당신은 그것을 살 수 없다. 흔히 나는 요정이 이 마술 같은 기술을 내게 "불어넣어" 주었으면 하고 바란다.

-로라

당신이 자동판매기 앞에 서 있다고 상상하라. 오후 4시30

분이다. 앞으로 한 시간 이내에 당신은 다음 식사를 먹을 수 없는 데에도 벌써 배가 고프다. 당신은 선택 가능성을 생각해 본다. 당신은 자신에게 난 정말 초콜릿을 원해라고 말한다. 당신은 캔디 바bar를 사기 위한 단추 누르기를 온몸으로 원한다. 안 돼! 난 그렇게 할 수 없어! 내 의지력을 사용해야만 해라고 당신은 자신에게 말한다. 당신은 이 결정과 씨름하며, 배고픔을 혹독하게 통제하려고 열심히 노력한다.

만약 당신이 미리 계획을 세워서 간식을 샀다면, 이 시나리오가 얼마나 달라졌을 것인가를 생각해 보라. 이런 논쟁은 생기지도 않았을 것이다. 이 순간 당신은 미리 선택한 것을 행복하게 먹으며 책상에 앉아 있을 것이다. 계획 부재不在로 인해, 당신은 즉석에서 어떤 것을 선택하도록 방치된다. 흔히 그것은 그 순간 당신이 갈망하는 것과 싸우게 만든다. 미리 계획을 세우면, 충동적 요소와 "노"라고 말할 필요성이 배제된다. 당신이 허기로 뒤덮인 머리 대신에 명쾌한 머리로 간식을 고른다면, 당신의 선택이 얼마나 다를 것인가를 생각해 보라. 확실히, 당신은 자동판매기를 위해 봉지에 든 간식을 건너뛸 수 있었다. 그러나 우리는 편안함의 동물이며 흔히 가장 쉬운(그리고 가장 싼) 선택을 향해 간다.

매일 당신이 얼마나 닥치는 대로 식사하는가를 생각해 보

라. 당신이 먹을 수 있는 것은 무엇이든 먹으려고 기를 쓰고 있다는 것을 종종 느끼는가? 만약 당신이 1주일 휴가를 가서 미리 호텔 예약을 해놓지 않았다면 무슨 일이 생길까? 당신은 방값이 얼마든 상관없이 그날 밤 찾은 첫 호텔방을 빌릴 가능성이 크다. 미리 방을 조사해서 예약하면, 호텔에 대한 당신의 실망·불만족의 느낌은 흔히 예방된다.

"좋은 의지력"을 가진 것처럼 보이는 사람들은 흔히 자신들의 식사를 구성하는 데 매우 정통해 있다. 그들은 자신들의 몸과 허기를 지배·통제하지 않고 자신들의 음식 계획을 책임진다. 그들은 초콜릿 케이크를 먹고 싶을 때 먹을 "수 있다". 그들은 하루 중 그것이 다른 건강음식과 조화를 이루도록 미리 조절해 놓았기 때문이다. 사려 깊은 식생활을 하는 사람이 단백질이 많은 BBQ 저녁식사에 갈 예정이라고 하자. 그녀는 그날 그보다 앞서 야채 섭취를 증가시킬 계획을 세울지도 모른다. 계획에 없이 음식 먹는 일이 생길 수 있다는 것을 예상하라. 동료가 직장으로 쿠키를 가져올지도 모른다. 또는 당신의 자녀들이 더운 날 아이스크림을 요청할지도 모른다. 그것은 괜찮다. 추가적인 음식 섭취는 자신의 식생활을 통제하고 있다고 느끼는 사람들을 괴롭히지 않는다.

 ## 생각의 다이어트 : 배고픔과 싸우기보다
그것에 대한 계획을 세워라

사려 깊은 식생활 청사진. 만약 당신이 내부의 의지력을 불러오려고 부단히 노력한다면, 당신에게는 더 앞선 계획의 필요성이 매우 클 것 같다. 식사가 당신의 능력에 가장 적합하도록 설계하기 위해 1주일에 하루 저녁을 선택하라. 그것이 유연하고 현실적인 전략임을 확실히 하라. 그것이 즉각적인 효과가 없거나 당신이 계획을 수정해야만 하더라도, 좌절하지 않도록 노력하라. 경험 많은 목수는 당신에게 가장 훌륭한 청사진조차 집이 지어짐에 따라 흔히 상황에 맞추어 나가야만 한다고 말할 것이다. 당신이 종이에 담은 것과 실제로 지어지는 것은 서로에게 완벽한 거울이 되는 것은 아니다. 대신에 청사진은 구조에 대한 *시야*를 갖게 하는 충분한 정보를 제공한다. 매일 밤, 잠자리에 들기 전에 그 계획을 확실하게 점검하라. 이것은 당신에게 전날 밤에 미리미리 준비할 수 있는 기회를 준다. 따라서 당신은 그 계획을 쉽게 빨리 실천할 수 있다. 또한 가능성이 있는 계획B도 점검하라. 이것은 당신의 마음이 그 계획에 대해 유연성을 갖도록 훈련하는 데 도움이 될 것이다.

의지력이 아닌 "기술력"을 생각하라. 마음이 그냥 의지력을 *사용*하라고 지시하거나 의지력 결여를 비판할 때, 당신의 식사 방식을 바꾸는 것은 당신이 만드는 기술이라는 점을 부드럽게 상기하라. *그것은 판단이다*라고 자신에게 말하라. 불행히도, 많은 사람들이 의지력을 개성이라고 잘못 믿고 있다. 또 그것을 당신이 유혹적인 식사 대접과 마주할 때 사용하기 위해 호주머니에서 꺼낼 수 있는 도구라고 잘못 믿고 있다. 당신이 원하는 방식으로 먹을 수 없는 것은 개인적 실패나 의지력 결여가 아니다. 많은 시간과 에너지를 당신이 원하는 것과 싸우는 데 쓸 때, 당신은 피곤해진다. 당신은 유전자에 새겨진, 즐거움에 대한 생물학적 욕구와 싸우고 있다는 점을 고려하라. 우리가 하루에 얼마나 자주 유혹적인 음식과 마주하는가를 생각해 보라. 그것은 피곤한 일이다!

따분한 식생활을 배제함으로써 무계획적인 식생활을 처리하라. 바람직한 식사를 하며 "좋은 의지력"을 가진 것 같은 사람들은 자신들의 몸에 더 잘 조응照應한다. 그들은 자신들이 진정으로 먹기 원하는 것, 즐거움을 주는 것을 선택하며 그 나머지는 건너뛴다. 따라서 그들은 달콤한 것 등을 거부할 수 있는 놀라운 힘을 가진 것처럼 보일 수 있다. 그러나 만약 당신이 이런 사람들을 쫓아다녀 보면, 매우 다른 것을 보게 될 가능성이 더 크다. 아마 그들도 단 것과 좋은 음식을 먹을 것이다. 그러나 그것들에 매우 까다로울 것이다. 아마도 그들은 집에서 만든 쿠키만 먹고 가게에서 파는 쿠키는 건너뛸 것이다. 또는 아마도 그들은 디저트 쟁반을 쳐다보고는 "아니, 괜찮습니다."라고 말할 것이다. 그들은 초콜릿을 좋아하지만 거기에 초콜릿이 없기 때문일 것이다. 그들은 자신들이 좋아하는 것만 먹는 대신에 많은 따분한 음식 선택권은 배제한다. 당신이 정말로 좋아하는 것에 조응照應하고 그 나머지는 건너뛰어라. *1에서 10까지 척도 중에서, 이 음식은 내게 얼마나 즐거움을 줄까?*라고 자신에게 물어라. 만약 그것이 8 이상이 아니라면, 그것은 당신을 만족시키지 못할 것이다. 심지어 당신은 '구매자의 후회' 같은 것을 경험할지도 모른다. 이렇게 하는 데에는 시간이 소요된다. 만약 당신이 까다로운 식생활을 하는 사람이 아니라면 특별히 그렇다.

음식에 대한 반사적 반응을 늦춰라. 흔히 사람들은 위장이 아니라 눈으로 음식을 먹는다. 당신의 몸에 조응함으로써, *아, 저것이 좋아 보여. 난 그것을 먹어야만 해*라는 생각에 대항하라. 유혹적인 음식을 볼 때, 꼬박 1분간 눈을 감아라. 시각적 이미지를 제거하라. 이것은 당신의 주의를 위장으로 되돌리는 데 도움이 될 수 있다. 눈을 감고 있는 동안, 1에서 10까지의 척도에서 당신의 배고픔은 몇 점인가를 자신에게 물어라. 당신이 그것을 원하는 것은 그것이 좋아 보이기 때문인가, 당신의 위장이 비었기 때문인가? 시각적 이미지를 제거하는 것은 단지 한 등급이라도 그 욕구를 줄이거나 바꾸는가?

난 그렇게 먹어서는 안 돼

나는 무엇을 먹지 말아야 하는가를 안다. 사람들은 과식하는 사람들은 단지 영양에 관한 교육을 받지 못했다고 생각하는 경향이 있다. 얼마나 절망적인가! 이것은 진실과는 완전히 배치되는 것이다. 나는 수많은 다이어트와 영양 서적들을 읽었기 때문에, 실제로 내 책을 쓸 수 있었다. 하지만 이것이 내가 해서는 안 되는 일을 계속 막지는 못한다.

—샬럿

만약 당신이 식습관을 개선하려고 노력하고 있다면, 아마 마음속으로 "해야 해"와 "해서는 안 돼"를 끊임없이 처리하고 있을 것이다. 잔소리꾼 생각은 이런 말들을 한다. 나는 디저트를 먹어서는 안 돼! 나는 밤에 먹어서는 안 돼, 나는 사과를 먹어야만 해, 나는 정크 푸드 먹기를 중단해야만 해 그리고 나는 사이즈를 더 줄여야만 해. 비합리적인 "해야만 해"

라는 단어들은, 흔히 너무 높은 곳에 있거나 당신이 진정으로 원하는 것과 근본적으로 일치하지 않는 기대감으로 귀결된다. 이것은 당신에게 불필요한 많은 정신적 고통을 야기할 수 있다.

예를 들면, 당신이 식당으로 걸어 들어간다고 상상해보라. 당신은 메뉴를 보고 진정으로 먹고 싶은 것을 찾는다. 그러나 당신의 마음은 쯧, 쯧, *너는 그런 생각을 해서는 안 돼. 너는 그것을 먹어서는 안 된다는 것을 알고 있어*라고 말한다. 당신의 두뇌는 이미 판단을 내려놓았다. *만약 내가 원하는 것을 주문하면, 나는 나빠. 만약 그것을 먹지 않으면, 나는 좋아.*

"해야만 해"는 사려 깊음과 일치하지 않는다. 기대감과 "해야만 해"는 당신의 행동과 자아존중감에 관한 규칙과 도덕적 판단을 만든다. 사려 깊은 식생활을 하는 사람은 판단에서 한 발 물러나, 공정한 입장–판단 없이, 단지 관찰만 하는 것–에서 상황을 조사한다. 당신은 "나쁜" 또는 "좋은" 사람이 아니다.

 **생각의 다이어트 :** 사려 깊게 "해야만 해"를 중단하라

당신은 마음이 *해야만 해*라고 말하는 것을 들을 때, 잠시

멈춰라. 그리고 다음과 같은 방법으로 사려 깊게 그 말에 응답하라.

- **명령 vs. 호기심 어린 질문** : "해야만 해"를 질문으로 바꿔라. 예를 들면, 난 저 치즈케이크를 먹어서는 안 돼라고 생각하지 말고, 만약 내가 치즈케이크를 먹는다면, 사려 깊은 식생활을 하는 것일까?라고 자신에게 물어라. 어떻게 이것이 판단에서 탐구적이고 중립적인 입장으로 바뀌는가를 인식하라.

- **해야만 해 vs. 욕망** : "해야만 해"를 따라야 할 규칙보다 욕망으로 언급하라. 나는 체중감량을 해야만 해를 나는 체중감량을 하고 싶어로 바꿔라. 이 접근법은 당신의 행위에 관해 "좋다" 또는 "그르다"로 생각하는 것―이것은 판단이다―에서 당신을 탈피시킨다.

- **더하기 vs. 빼기 사고방식** : 빼기 마음가짐으로 일하는 것을 중단하도록 노력하라. 이것은 당신의 식단에서 무엇을 배제할 것인가를 생각하는 것이다. 이런 형태의 사고는 음식에 대한 갈망과 열망을 야기한다. 또 이것은 박탈감으로 귀결된다. 대신에 당신의 하루에 무엇을 더할 것인가의 마음가짐에서 시작하라. 좋은 음식들로 가득 채워질 빈 접시를 가지고 시작하는 것을 상상하

라. 음식을 *제거하지 말고* 당신의 식사를 더 *보강하라.*

▶ **배고픔 vs. 규칙** : 무엇을 먹을까 결정하기 위해 "해야만 해"라는 말 대신 배고픔에 기초한 신호를 사용하도록 애써라. 그것은 사고思考에서 중요한 변화가 될 수 있다. 당신은 무엇을 "해야만 한다"고 지시하는 다이어트 규칙들에 더 익숙해져 있을 것이다. 원래 구체적 규칙 대신 당신의 본능을 따르는 것은 매우 무서운 일일 수 있다. 먹기 전에 당신의 위장으로 체크하라. 1에서 10까지의 척도로 얼마나 배고픈가를 자문하라. 갑자기 당신의 머릿속에 떠오르는 낡은 다이어트 규칙들에 주의하라. 예를 들면, *8시 이후에 간식을 해서는 안 돼*라고 생각지 말고, *지금 나는 얼마나 배가 고픈가?*라고 자문하라. 당신의 통제의 장소를 내부로 돌려라. 엄격한 규칙을 따르는 것은 자신에게 유연한 경계·지침을 주는 것과는 다르다는 점을 기억하라.

내가 그것을 먹지 않았기를 원해,
심한 죄책감을 느껴!

내 엄마는 크루아상(역주: 빵의 일종)이 너무 살찌게 한다고 믿었기 때문에, 결코 손대지 않았다. 만약 그것 한 개를 먹으면, 나는 강한 음식 죄책감을 느끼게 된다. 내 머릿속에서 버터 맛이 나고 얇게 벗겨지는 빵의 죄악을 경고하는 엄마의 목소리를 들을 수 있다. 그러나 나는 그것을 피할 수 없다. 나는 그것을 사랑한다. 씹고, 냠냠거리고, 아! 그리고 죄책감이 뒤따른다. 나는 죄책감을 떨쳐 버리려고 노력하면서 그것을 마음속으로 반복한다.

—리지

내 고객들은 매일 이 질문을 한다. "먹은 뒤 죄책감을 느낄 때, 어떻게 해야 하나요? 어떻게 죄책감을 멈출 수 있을까요?" 죄책감은 수분간 부드럽게 괴롭히면서 또는 1주일 내내 철저히 괴롭히면서 서성댈 수 있다. 왜 음식 죄책감이 그 같은 소동을 유발하나?

음식 죄책감을 억누르고자 하는 욕망은 아주 자연스럽다. 내 고객들이 이런 바람을 피력할 때, 나는 그들에게 이 말을 상기시킨다. "사자使者는 죽이지 마라." 이것은 고대 그리스로 거슬러 올라가는 문구이다. 전화, 팩스, 자동차 이전에는, 특히 전시에는 사자가 직접 다녔다. 불행히도 나쁜 소식을 전할 때, 사자는 단순히 그런 정보를 전했다는 이유로 종종 처형되곤 했다. 그것들이 얼마나 부정적이든, 감정과 생각들은 당신에게 중요한 정보를 전달하는 사자이다.

죄책감은 몸이 당신에게 *너는 너무 많이 먹었다* 같은 고통의 메시지를 보내는 것이다. 이것은 알아야 할 좋은 정보이다. 이것을 비틀어 죄책감과 수치로 만들지 말고 유용한 메시지로 취급하도록 노력하라. 예를 들면, 앞으로 당신이 얼마나 먹어야 할지를 가늠하는 데 도움이 될 수 있다.

당신이 시간을 주면 죄책감은 지나갈 것이라는 점을 기억하라. 기다리는 동안 당신이 할 일은 그것을 악화시키지 않는 것이다. 자신을 판단하는 것은 불에 기름을 붓는 것과 같다. 당신은 이런 생각들이 자라게 할 수 있으며, 또는 그 불이 천천히 타오르게 할 수 있다. 그 위험성은 죄책감을 계속 가질 때, 당신은 나쁜 감정을 느끼며 편안함을 필요로 한다는 것이다. 그래서 자신을 감정적인 식사의 고高위험으로 몰아넣는다는 것이다.

고통은 자신의 마음과 싸우는 것 그리고 느끼지 않으려고 기를 쓰는 것에서 나온다. 그것은 어떤 것을 밖으로 내보내려고 그것을 문으로 정말 강하게 밀어붙이는 것과 같다. 만약 당신이 음식 죄책감을 경험했다면, 그것은 종종 과식에 대한 육체적 실제 느낌보다 훨씬 더 나쁘다는 것을 알 것이다.

 **생각의 다이어트 : 죄책감의 사자를 환영하라**

죄책감과 싸워 쫓아내려고 하지 말고 그것을 환영하라. 이것은 당신에게 급진적이거나 생소하게 들릴 수 있다. 당신이 원하지 않는 생각을 가졌을 때, *사자使者를 죽이지 말라*는 말을 상기하라. 만약 당신이 죄책감을 느낀다면, 그 감정에서 벗어나려고 서두르거나 그것이 사라지기를 바라지 않도록 노력하라. 당신은 죄책감을 멈추기 위해 자신과 거래하는 자신을 볼지도 모른다. *나는 오늘밤 먹지 않을 거야. 따라서 죄책감을 느낄 필요가 없어.* 당신의 감정을 부드럽게 인정하라. 그리고 연민과 열린 호기심을 가지고 자신에게 다음 질문들을 하라.

▶ *그 생각의 사자使者는 무엇을 말하고 있나?*

▶ 그것은 내게 무엇을 가르치려고 하나?

▶ 이 메시지로부터 나는 무엇을 배울 수 있나?

▶ 왜 나는 이 메시지를 피하려고 하나?

그것을 먹으면, 나는 나빠

맛있는 것을 먹으려고 할 때, 나는 항상 나쁜 짓, 정말로 나쁜 짓을 하고 있다고 느낀다. 그것은 내가 죄를 범한 것 같지는 않기 때문에 기이하다. 그러나 나는 같은 종류의 죄책감을 느낀다. "내가 디저트를 먹는다"는 "나는 나쁘다"와 같다. "내가 과일을 먹는다"는 "나는 좋다"와 같다.

–페이

건강 잡지들은 흔히 "좋은" 그리고 "나쁜" 음식들을 특집으로 다룬다. 심리학자로서 나는 음식을 맹비난하고 악랄한 용어로 묘사하는 기사들을 읽을 때, 민망함을 피할 길이 없다. 음식을 평가하기 위해 "좋다"와 "나쁘다"는 용어를 사용하는 것은, 사람들에게 자신들이 소비하는 것에 관한 도덕적 싸움을 유발한다. 그것은 이렇게 된다. 만약 내가 나쁜 음식을 먹으면, *나는 나빠.* 그리고 이것은 필연적으로 죄의식으로 끝난다. 만약 당신이 음식과의 복잡한 관계를 정복하기를 원하면, 유용한 한 가지 방법은 음식을 악마로 만드는 것을 중단하는 것이다. 결과적으로 먹는 것 때문에 자신을 "좋다" 또는 "나쁘다"고 판단하지 마라.

어떤 음식은 다른 것들보다 의미 있게 더 건강에 좋고 독성이 덜한 것이 사실이다. 그러나 이것이 얼마나 쉽게 판단으로 뒤틀리는가에 조심하라. "좋은" 그리고 "나쁜" 논쟁을 피하기 위해, 나의 이전 고객들 중 한 사람은 자신에게 다음 질문을 했다. 만약 내가 향후 *10년간 매일 바로 이 음식을 먹으면, 그것이 내게 해가 될까 도움이 될까?*

 **생각의 다이어트** : 사려 깊은 말

죄의식을 식생활 방정식에서 몰아내기 위해, 당신의 의식을 당신의 생각으로 밀접하게 이동시켜라. 당신이 사용하는 말에 관심을 기울여라. 만약 당신이 가치평가적-"좋다" "나쁘다" "끔찍하다" "훌륭하다"-이라면, 더 중립적인 것을 목표로 하라. 대신 "더 능숙한" 그리고 "덜 능숙한" 행동 방식들이 있다. "좋은" 그리고 "나쁜" 음식 대신에 "건강에 더 좋은" 그리고 "건강에 덜 좋은"을 고수하라.

그것은 내용을 "좋다" 또는 "나쁘다"로 *평가하기*보다 그것을 분류하는 데 도움이 될 수 있다. 당신이 어떤 것을 분류할 때, "있다"는 단어로 문장을 마무리하라. 예를 들면, 만약당신이 나는 믿는다라고 생각하면, 생각이 있다로 응답하라.

▶ 만약 당신이 이것은 끔찍해!라고 생각하면, 어떤 판단이 있어로 응답하라.

▶ 만약 당신에게 죄책감이 커진다면, 어떤 감정이 있어로 응답하라.

▶ 만약 당신의 손이 따뜻하다고 인식하면, 어떤 감각이 있어로 응답하라.

오늘 이것을 시도하라. 당신의 마음에서 무슨 일이 발생하든, 그것을 분류하는 데 관여하라. 여기 몇 가지 분류의 범주가 있다. 감정, 생각, 감각, 열망, 판단, 변명, 충동, 기억.

왜 내가 그것을 먹었을까?

오, 왜 내가 그 휴일 디저트를 다 먹어버렸을까? 카놀리 한 개, 장식이 들어간 설탕 쿠키 한 개, 호박 파이 한 조각. 나는 강한 죄책감을 느낀다. 나는 머릿속에서 내가 먹은 모든 것을 계속 재생한다.

−케이틀린

당신은 이런 생각을 해본 적이 있는가? *난 단지 내 마음을 꺼버리고 싶어!* 당신의 생각은 반복해서 달라붙는 노래와 같다. 마음이 멈추지 않기 때문에 종종 당신은 잠조차 잘 수 없다. 당신은 대부분의 생각을 스쳐 지나가게 할 수 있다. 하지만 몇 가지 이유 때문에 생각이 음식 죄책감에 관련돼 있을 때, 당신의 마음은 질주하며 그 생각들을 놓지 못할 것이다.

당신이 *나는 먹은 뒤 심한 죄책감을 느껴*라는 생각을 떨쳐버리지 못한다고 하자. 마음이 이 문제를 "해결하려고" 노력하기 때문에 당신은 이 생각에 붙잡혀 있을 수 있다. *상황을*

호전시키기 위해 나는 무엇을 해야만 할까? 불행히도 이것은 당신이 정체된 사고에 빠지는 장소이다. 당신이 이미 먹은 것을 먹지 않게 하는 해결책이나 방법은 없다.

과식 후 당신이 느끼는 끔찍한 감정과 싸우는 데 도움 받기 위해, 사려 깊음의 기술을 사용하라. 이것은 당신이 한 일을 잊게 하려는 의도가 아니다. 그러나 이미 당신이 먹은 것에 과도하게 집착하는 것은 감정적 고통을 강화하는 작용만 할 것이다. 당신이 그것에 관해 생각을 하면 할수록, 더 속상하게 된다. 이것은 흔히 위안을 얻기 위해 먹는 것으로 귀결된다.

 생각의 다이어트 : 후회할 수 없는 순간들

당신의 마음이 죄책감에 집중하는 소리를 들을 때, 더 중립적인 단어인 "후회"로 반응하도록 하라. 죄의식은 수치심에 기초하고 있기 때문에, "후회"는 초점을 판단에서 문제·결과로 이동시킨다. 마음이 당신이 먹고 후회하는 모든 것을 재탕하기를 원할 때, 당신의 마음이 과거에서 표류하게 하지 말고 이 순간, 바로 현재에 머물도록 노력하라.

이 순간을 후회할 수 없는 것으로 만들기 위해, 당신이 할 수 있는 것에 초점을 맞춰라. *자, 어쨌든 난 그것을 망쳐 버*

렸어 같은 생각을 가지고 흑백논리 사고에 빠지는 것은 유혹적일 것이다. 그 대신에 당신은 과거를 바꿀 수는 없으나, 바로 이 순간 현재에 있고 사려 깊게 행동할 수 있다는 점을 기억하라. 종종 단순히 시간을 흘려보내는 것이 후회를 줄이는 유일한 일이다. 기다리면서 자신을 용서하는 일에 집중하라. *이것 또한 지나가리.* 시간이 지나면 이 감정은 소멸될 것이다를 상기하라.

그것을 죄책감 없는 순간으로 만들어라

죄책감으로부터 자유롭고 당신을 생각에서 벗어나게 하는, 당신이 할 수 있는 일들의 목록을 만들어라. 다음에 몇 가지 사례가 있다.

▶ 불빛 줄이기

▶ 휴식 취하기

▶ 용서의 기도문 말하기

▶ 자신과 다른 사람에게 친절하게 말하기

▶ 친구를 위해 좋은 일 하기

▶ 만약 식사 중이라면, 의도적으로 사려 깊게 씹기

난 그런 노력을 할 가치가 없어

왜 내 자신을 돌보는 데 노력을 쏟아야만 하는가? 나
는 그 가치를 느끼지 못한다. 더 큰 질문은 초콜릿, 생일
케이크, 양파 링 같은 것들에 대한 갈망이 한창일 때, 내
가 돌봄의 가치가 있다는 것을 어떻게 기억하는가이다.

—브룩

브룩은 나의 사려 깊은 식생활 워크숍의 하나에 참석한 사
람이었다. 매주 그녀는 사려 깊은 식생활 그룹에 와, 자신의
사려 없는 식생활의 실수들을 실토했다. 그 그룹은 우려를 표
명하고, 무엇이 반복적으로 그녀를 자기태만으로 이끄는가를
물었다. "나는 그럴 가치가 없어."라고 그녀는 응답했다.

그녀의 잔소리꾼 생각은 그녀가 사회의 가치 있는 구성원
이 아니라고 확신시켰다. 그녀의 마음에는, 그녀가 더 건강
해질 것인가 아닌가는 중요하지 않았다. *내가 세상에 무엇을
더할 수 있겠는가?*라고 그녀는 생각했다. 브룩이 왜 자아 존

중감과 싸우는가를 아는 것은 쉬운 일이었다. 그녀는 10대에 학대 받았고, 두 번 이혼했으며, 만성적인 과식과 싸웠다. 그녀는 살면서 100파운드 이상을 감량하고 다시 살쪘다. 음식은 그녀를 실망시키지 않았다. 반면 사람들이 그렇게 했다. 수년에 걸쳐 그녀의 자아 존중감은 서서히 무너졌다.

그 그룹의 한 여성이 브룩의 생각을 완전히 바꿨다. 브룩의 고백과 자기 비하의 하나가 끝난 뒤, 그 여성은 자신의 지갑에 손을 넣어 깊숙한 곳을 뒤진 뒤 결국 5달러 지폐 한 장을 꺼냈다. 그 돈은 조심성 없이 쑤셔 넣어져 심하게 구겨지고 찢어져 있었다.

그 여성은 "내 지갑의 바닥에서 방치되고 천대받는 것은 쉬운 일이다. 거기에는 많은 쓰레기들이 있다. 이 돈이 얼마나 많이 구겨졌든 상관없이, 계속 그 가치를 가진다. 그것은 동일한 가치가 있다."라고 말했다.

그 교훈은 당신에게 무슨 일이 일어났든 당신은 가치를 가진다는 것이다. 그 가치는 고정돼 있으며 변하지 않는다. 너무나 흔히, 사람들은 자신들의 자아 존중감을 수입, 관계, 체중처럼 변하는 것에 의존하려고 노력한다. 사람들은 자신들의 가치에 이의를 제기할 때, 스스로 포기해 버리는 경향이 있다. 그들은 진짜처럼 돌아다니는 모조 보석의 한 조각인 것처럼 느낀다. *만약 그것이 가짜라면 왜 닦는가?*라고 그들은 묻는다.

브룩과 사려 깊은 식생활을 하는 모든 사람들에게, 자아 수용은 중요하며 당신의 개인적 가치를 평가하는 것과 정반대된다. 자아 수용은 당신을 단지 있는 그대로도 좋다고 존중하는 것이다. 이것은 과식하는 사람들이 믿기 힘든 개념이다. 그녀의 "가치"를 집계하는 것이 자신을 돌보는 능력을 방해했다. 브룩은 자아 수용에 열중함으로써 이것을 호전시켰다.

 생각의 다이어트 : 자애 명상

당신이 노력할 가치를 느끼지 못할 때, 자애慈愛 명상을 반복하라. *내가 내 자신을 돌볼 수 있을까, 내가 건강할 수 있을까, 내가 자가 판단으로부터 자유로울 수 있을까, 내가 사려 깊은 식생활을 할 수 있을까.* 당신이 좋다고 생각하면 그것을 고칠 수 있다. 이 명상의 전통적 형태는 이 호의가 먼저 자신을 향하도록 하며, 그 다음에 그것이 다른 사람을 향하도록 하는 것이다. 다음과 같은 방식이다.

1. 당신 자신(*내가 내 자신을 돌볼 수 있을까…*)

2. 좋은 친구(*내 친구가 그 자신을 돌볼 수 있을까…*)

3. "중립적인" 사람(*지인이나 이웃*)

4. 힘든 사람

5. 앞의 네 사람 모두에게 동등하게

6. 점진적으로, 전체 우주

내 식생활을 속이고 딴짓을 했어

나는 계피 커피케이크에 손대지 않았다. 나는 성자^{聖者}
같은 사람이었다. 내가 식생활을 속였을 때, 마치 배우자
를 실제로 속이고 바람피우는 것 같은 감정-심한 죄책
감-을 느꼈다.

-켈리

당신은 식생활을 설명하기 위해 "속였다"와 "한입 훔쳤
다" 같은 말을 사용한 적이 있는가? 또는 고高칼로리 간식을
먹은 데 대한 *대가를 치러야 해*라고 자신에게 말한 적이 있
는가? 잔소리꾼 생각은 죄의식과 *비난받을 수 있다*는 생각-
어떤 행동에 대해 당신이 비난받아야 할 정도를 의미한다-
을 이용한다. 법적 토론장에서, 그런 말은 범죄에 대해 그 사
람이 얼마나 잘못했는가를 설명한다. 그것은 그 사람의 처벌
강도에 영향을 미치기 때문에 중요하다.

먹을 때 아마도 당신은 마치 재판정에 있는 것처럼 느낄

것이다. 마치 판사와 배심원이 과식에 대해 당신이 비난받아야 하는가를 결정하기 위해, 사실 심리를 하는 것처럼 당신은 느낄 것이다. 만약 당신이 유죄라면, 아마도 당신은 자신에게 어떤 처벌을 선고할 것이다. 그것은 과식 이후 저녁을 금禁하는 것이 될 수도 있을 것이다.

비난받을 가능성에 초점을 맞추지 말고, 당신이 트랙을 이탈하지 않는 데 도움이 되는 책임을 목표로 삼아라. 책임은 무無판단적으로 당신의 의식을 행동으로 유도하는 것이다. 당신은 이미 다른 행동들-수표책을 보관하거나 근무시간 기록표를 찍는 것처럼-로 이것을 하고 있을 것이다. 이런 행동들은 당신의 행동을 판단하기 위한 것이 아니라, 당신이 정확히 얼마나 소비하며(수표책), 예상된 시간 동안 일하고 있는가(근무시간 기록표)를 인식하게 하기 위한 것이다.

 **생각의 다이어트 : 책임이다, 비난받을
가능성이 아니다**

당신의 주의를 손가락질보다 책임에 기울임으로써, 자가自家 판단에서 물러서라.

▶ "속임"을 "사려 없는 식생활"로 재구성하는 것은 판단을 배제하는 데 도움이 된다.

▶ 옷은 당신이 책임 있고 의식적인 상태를 유지하는 데
도움이 될 수 있다. 체중 증감은 흔히 천천히 그리고 의
식 아래에서 이루어진다. 옷은 식생활에 더 세심한 주
의를 기울일 필요성을 당신에게 경고할 수 있는, 몸의
변화를 알아차리는 데 도움이 되는, 가장 좋은 도구 중
하나이다. 당신이 자주 입는 바지 한 벌을 골라라. 당신
이 어디에 있는가를 더 잘 느끼도록, 그것을 1주일에 한
번씩 입어라.

▶ 책임이라는 친구를 찾아라. "음식에 관한 죄"를 실토하
기보다, 사무적이고 무無판단적인 방법으로 당신이 후
회하는 것을 말하라.

▶ 일지나 블로그를 만들어라(익명으로). 블로그는 당신을
책임 있게 만드는 훌륭한 수단이다. 온라인 지지자들이
당신의 부재不在를 알고 새 아이디어를 주며 격려할 것
이라는 점을 당신은 알게 될 것이다.

▶ 계속 당신을 책임 있게 하는 계획에 사랑하는 사람들을
연루시켜라. 예를 들면, 당신이 건강한 롤모델이 될 수
있도록 자녀 앞에서는 사려 없는 식생활을 피하도록 하
라. 또는 배우자와 함께 건강에 좋지 않은 간식을 사지
않는 데 동의하도록 하라.

▶ 그날 당신의 성공과 도전을 점검하기 위해, 매일 하루
의 마지막에 사려 깊은 순간을 가져라.

왜 노력해? 어쨌든 효과가 없을 거야

왜 귀찮게 해? 나는 노력하지만 항상 실패한다. 비록
외적으로 나는 노력하고 있는 것처럼 보이지만, 내적으
로는 나는 그것이 효과가 있을 것이라고는 한 순간도 믿
지 않는다.

—에미

에미의 진술을 읽을 때, 당신은 어떤 느낌이 드는가? 희망
이 없고, 동기부여가 안 돼 있다고? *어쨌든 효과가 없을 거야*
라는 생각은 *자기충족적인 예언*의 한 사례이다. 이것은 직접
또는 간접적으로 두려운 결과로 귀결되는 예측이다.

"예언"이라는 단어의 형식은 고대 그리스 시대부터 존재
했다. 고대인들은 미래에 무슨 일이 생길 것인가를 알기를
원했다. 따라서 그들은 예언자, 점성술사, 점쟁이들에게 상
담했다. 실제로 B.C. 600년경 부처가 탄생했을 때, 오늘날
인도와 네팔 일부 지역의 왕과 왕비였던 그의 부모는 아들의

장래 직업을 예측하기 위해 점쟁이에게 상담했다. 그 점쟁이는 차기 왕이나 정신적 지도자가 될 것이라고 시사했다. 부모의 행동에 큰 영향을 미친 점괘였다. 부처가 태어난 순간부터 부모는 그를 차기 왕으로 만들려고 노력했다. 그가 점괘의 그 부분을 실행할 것이라는 희망을 가지고 그가 화려한 생활을 하도록 했다.

그가 그 점괘대로 살지 않았다는 것은 명백하다. 그는 유년 시절 부모의 점괘 해석보다는 그 순간 자신의 생활환경에 기초한 결정을 내렸다.

자기충족적인 예언은 당신의 식생활에 큰 영향을 미칠 수 있다. 만약 당신이 실패할 것이라고 생각하면, 당신의 행동은 의식적 또는 무의식적으로 그 일이 생기게 할 것이다. 만약 당신이 식생활을 개선할 수 없을 것이라고 생각하면, 아마도 당신은 자신을 그곳으로 유도하는 방식으로 행동할 것이다. 당신은 건강에 좋지 않은 음식을 간식하거나, 배고프지 않을 때 사려 없이 먹음으로써 자기 태업을 할지도 모른다.

사려 깊음은 사물을 미래에 어떨 것이라고 또는 과거에 어땠다고 당신이 생각하는 대로가 아니라, 이 순간에 있는 그대로 보도록 허용한다. *효과가 없을 거야*라는 생각은 당신이 현재에 머물지 않고, 앞서 나가서 미래를 예측하려고 노력하게 충동질한다.

 ## 생각의 다이어트 : 현재에 있어라

너무나 흔히 우리는 고대 그리스인과 부처의 부모처럼 미래를 예측하려고 시도한다. 오직 바로 지금 발생하는 일에 초점을 맞춤으로써, 당신의 마음을 그 순간으로 되돌려라. 당신의 마음을 계속 현재 순간-오늘, 현재의 분分과 초秒-에 머물게 하라. 마음이 왜 노력해? 어쨌든 체중이 다시 늘 거야 또는 여동생의 결혼일까지는 더 날씬해져야 해와 같은 말로 당신을 앞으로 밀려고 할 때, 그 순간으로 되돌아가라. 다음의 형상화를 시도하라.

평균대

평균대 위를 걷는 것을 상상하라. 중심을 잡기 위해 당신의 발을 쳐다보는 것을 시각화하라. 오직 평균대 위의 당신의 발에 초점을 맞춰라. 마음이 식생활을 점검하도록 또는 미래에 관해 걱정하도록 당신을 끌어당기기를 원할 때, 평균대에서 이탈하는 자신의 발을 상상하라. 만약 당신이 계속 그 방향으로 움직이면, 떨어질 것이다. 발 바꾸는 것을, 다시 당신의 발에만 초점을 맞추게 하는 것을, 앞으로 나아가는 것을 상상하라. 당신의 마음을 계속 현재에 집중하게 하라.

작은 승리들

1주일 동안, 당신이 매일 거둘 최소 5개의 작은 승리의 목록을 작성하라. 작은 승리들은 당신을 사려 깊은 식생활로 이끄는, 현재 발생하는 사건들이다. 그것들은 엘리베이터 대신 계단을 이용하는 것만큼 또는 추가 쿠키를 건너뛰는 것만큼 간단할 수 있다. 불행히도 우리는 흔히 우리 실수에 초점을 맞춘다. 당신이 취하는, 건강에 좋은 조치들을 마음이 인식하고 그것들에 유념하도록 훈련시켜라.

난 다른 사람들보다 적게 먹고 있어

나는 거의 매일 내 자신을 내 주변의 모든 사람과 비교한다. 나는 더 날씬한지, 더 예쁜지, 더 성공적인지를 평가한다. 나는 흔히 실패자처럼 느끼면서 그리고 충분히 좋지 않다고 느끼면서 걸어 나간다. 나는 다른 사람이 먹는 것을 내가 먹는 것과 비교해 끊임없이 평가한다. 그들은 더 먹는가, 덜 먹는가, 더 건강하게 먹는가, 지방 성분이 더 많은 음식을 먹는가?

—벳시

나는 대개 내 고객들이 언제 경쟁력과 싸우고 있는가를 알 수 있다. 그들은 주변 사람들이 저녁으로 무엇을 먹는가를 인식하며, 배우자가 간식으로 무엇을 먹는가를 예의주시한다. 그들은 친구들의 체중이 얼마인가에 대해 이야기하며, 동료가 언제 몸무게가 줄고 느는가를 인식한다.

약간의 비교도 하지 않는 것은 힘든 일이다. 우리 모두는

"표준"에 들기를 원한다. 우리가 이야기하는 그런 비교는 판단의 정신에서 발생한다. 당신은 자신을 다른 사람보다 "더 좋은" 또는 "더 나쁜" 식생활을 하는 사람으로 여긴다. 당신은 체중감량을 경쟁으로 여기거나, 더 건강한 것보다 다른 사람의 성공과 같아지기를 추구할지도 모른다.

자신을 다른 사람과 비교하는 것은 당신에게 유리하게 작용하지 않으며, 전후 사정의 영향을 크게 받는 것이 필연적이다. 당신이 스모선수들 집단과 저녁 식사를 하고 있다고 하자. 자신의 식사를 스모선수들 집단과 비교할 때, 당신은 어떻게 자신의 식사를 판단하겠는가? 자, 당신의 식생활을 무대 위 모델과 비교해보라. 요점은 당신이 자신과 비교하는 사람은, 당신이 어떻게 느낄 것인가에 극적으로 영향을 미친다는 것이다.

약간의 비교는 무의식적인 차원에서 자동적으로 발생할 수 있다. 그것은 너무 쉽게 발생하기 때문에, 당신은 자신이 누군가를 평가하고 있다는 것을 깨닫지도 못한다. 평소에는 당신은 완벽하게 그것을 인식한다. 시간을 내서 당신이 가장 자주 비교하는 사람이 누구인가를 생각해보라. 친구나 친척인가, TV나 잡지에 나오는 어떤 사람인가? 이런 비교가 당신에게 도움이 되는가, 해害가 되는가? 당신이 누군가에게 전념하는 것은, 실제로 음식과의 싸움을 피하는 한 가지 방법이 될 수도 있다.

 생각의 다이어트 : 당신 자신의 접시에 신경 쓰기

다른 사람과 관련지어 자신을 평가하는 것은 눈송이를 비교하는 것과 같다는 점을 기억하라. 각각의 눈송이는 독특하다. 어떤 두 개의 눈송이도 같지 않으나, 모두 다 아름답다. 한 가지 유용한 마음가짐은 당신에 관한 최상의 버전version이 되도록 노력하는 것이다.

당신의 마음이 표류하며 누군가의 몸과 다이어트를 질투하기 시작할 때, 생각을 자신에게로 되돌려라. 당신의 행동에 관해 사려 깊음을 가져라. 예를 들면, 당신의 두 손바닥을 모아 빨리 비벼보라. 그렇게 함으로써 만들어지는 열과 마찰을 인식하라. 또는 당신의 손을 탁자 가까이에 둬 보라. 손과 식탁 사이의 공간의 느낌에 당신의 주의를 집중하라. 그것은 부드러운가, 거친가, 차가운가? 요점은 당신과 당신의 몸이 어떻게 세상과 접속하는가를 인식하는 것이다. 중요한 것은 다른 사람이 아니라 당신의 몸이다. 사려 깊은 행동은 오직 당신만이 *당신* 내부의 감각을 통제한다는 점을 자신에게 상기시킬 수 있다.

만약 당신이 비교에 사로잡혀 있기 때문에 의기소침해 한다면, 주의注意를 당신의 힘으로 돌려라. 자기 수용을 적용함으로써 이것을 강화하라. *지금 이대로도 나는 충분해*라고 자신에게 말하라. 만약 당신이 특히 공격적이고 경쟁적인 잔소리꾼 생각을 가지고 있다면, 자신의 생각을 가지고 더 지시적으로 행동하라. 사려 없는 사고가 당신의 의식에 침투할 때, *나는 내 자신의 몸에 신경을 쓰고 있다*라고 부드럽게 침착하게 응답하라.

나를 위해 이 쿠키를 사지는 않아

음식과 나의 관계는 진실게임과 같다. 종종 나는 내 자신에게 진실을 말한다. 나는 내 진짜 자극에 관해 정직하다. 나는 내 자신에게 "패스트푸드는 내게 끔찍해. 하지만 맛이 너무 좋아서 나는 그것을 원해."라고 말한다. 평소에 나는 그 진실과 마주할 수 없다. 나는 감히 용기를 내서 "단지 한입 먹는다". 나는 한입 먹을 수 있다고 내게 말하고 걸어 나간다. 내심으로는 나는 이것이 단지 진실이 아니라는 것을 안다.

–줄리아

줄리아는 자신의 다이어트를 "날려 버렸다"고 실토했다. 그녀는 자신에게 *난 단지 내 아이들을 위해 아이스크림을 살 거야. 난 그것을 조금도 원치 않아*라고 말했다. 그리고 그녀는 결국 딸의 아이스크림 콘의 절반을 먹었다. 그리고 허물어져 스스로 한 숟갈을 먹었다. 그녀는 자신이 조금도 원치 않았다는 것은 단순히 진실이 아니라는 것을 인정했다. 내심으로는 그녀는 아이스크림을 갈망했다. 이런 음식 갈망과 관련해 자신에게 정직하기는 힘들다.

아마도 당신은 이것이 어떤 것인가를 알고 있을 것이다. 아마 당신은 쿠키를 멀리할 수 없을 것이라는 점을 전적으로 잘 알면서, 자신에게 *난 특별한 경우에 대비해 이 쿠키들을 살 거야*라고 말했을 것이다. 당신은 쿠키 몇 개를 여기저기서 먹었다. 그리고 당신이 알기도 전에, 봉지 전체가 사라졌다. 또는 사실은 남편이 더 건강한 식생활로부터 이점을 누렸을 때, 당신은 *남편이 좋아하고, 나도 내 다이어트 때문에 남편이 벌 받기를 원치 않기 때문에, 남편을 위해 이 간식들을 산다*라고 생각했다. 왜 당신은 자신에 대해 전적으로 솔직하지는 않은가? 내심으로는 진실을 알면서도, 왜 당신은 듣기 원하는 것을 자신에게 말하는가?

정신분석의 창시자인 지그문트 프로이트Sigmund Freud는, 우리를 행복하게 만들지 못하는 것들로부터 우리를 지키는 여러 방법들을 처음으로 탐구한 사람들 중 한 사람이었다. 우리는 실제 상황과 싸우기 위해, 자아상自我像을 보호하기 위해 부정否定 같은 생체방어반응을 사용한다. 그러나 이것은 유쾌하지 못한 생각·감정을 충분히 의식하지 않기 위한 한 가지 방법이기도 하다. 음식에 관해 걱정할 때, 당신은 자가 판단으로부터 자신을 보호하고 있을 것이다. 만약 당신이 아이스크림 콘을 원한 것에 대해 자신에게 솔직했다면, 말 그대로 자신을 때렸을 것이라는 것을 아마도 당신은 알 것이다.

다음의 생체방어반응들 중 어떤 것이 익숙하게 들리는가?

▶ **부정** : 문제가 있다는 것을 의식하지 못하는 것. 나는 사려 없는 식생활을 하지 않아. 내 체중은 문제가 되지 않아.

▶ **반동 형성** : 괜찮지 않은데도 문제에 대해 괜찮은 것처럼 하는 것. 내 식생활 방식은 괜찮아.

▶ **투사** : 바람직하지 못한 당신의 생각과 감정을, 그런 것이 없는 사람에게 두는 것. 어떤 이는 실제로는 자신의 식생활에 관해 걱정하면서, 아내에게 "당신은 정크푸드를 너무 많이 먹어."라고 말할 수 있다.

▶ **구획화** : 마치 그것이 분리된 가치인양 행동할 정도로, 어떤 이슈에 관한 당신의 의식을 분리하는 것. 내 식생활은 내 체중과는 아무 관련이 없어. 나는 완벽하게 건강해. 내 당뇨병은 내가 먹는 것과는 정말 관련이 없어.

▶ **전치** : 당신의 좌절·분노를 다른 사람에게서 푸는 것. 난 딸의 체중감량을 도와야만 해(실제로는 자신의 체중

관리 어려움 때문에 자신에게 화가 나 있다).

▶ **보상** : 강점을 가진 분야로 약점 있는 분야의 균형을 잡아주는 것. *내 식생활은 좋지 않을지라도, 난 매일 운동을 해.*

 ## 생각의 다이어트 : 사려 깊은 정직

정직은 당신이 더 사려 깊은 결정을 내리는 데 도움이 된다. 진실을 알 때, 당신은 그것을 어떻게 다루어야 하는가에 관한 계획을 수립할 수 있다. 그것은 당신이 판단을 두려워해 문제에 관해 의사에게 거짓말 하는 것과 같다. 당신이 진실 된 이야기를 털어놓을 때까지 의사는 도움 되는 치료 계획을 수립할 수 없다. 음식 갈망에 관해 당신이 판단을 덜 하는 것은 자신에게 더 정직해지는 데 도움이 될 수 있다.

무無판단적 어조로 말하는 법을 배우기 위해, 내 고객 중 한 사람이 제시한 전략을 사용해 보라. 그녀는 자신의 차에 사용되는 GPS(위성 위치 확인 시스템)를 본떠 자신의 어조를 만들었다. GPS는 당신이 어느 방향으로 가야할지를 말한다. 당신이 잘못된 방향을 향했거나 출구를 놓쳤을 때, 그것은 평온한 어조로 "수정하세요."라고 말한다. 그 어조는 사실의 문제이며 판단이 전혀 없다. 모욕이나 비판 없이 침착하게 이성적으로 말하는 연습을 하라. 이것을 어려울지도 모르며 연습을 필요로 할 수도 있다. 당신이 음식과 관련해 "실수"를 한 것처럼 느낄 때 비판하지 말고, GPS처럼 침착하고 평온한 어조를 사용해 자신이 트랙으로 복귀하도록 안내하라. 잔소리꾼 버전version-너는 그것을 먹지 말았어야 했어! 어떻게 그처럼 바보 같을 수가 있었니! 같이-을 사용하는 자신을 목격할 때, 그 대신 평온하고 단조로운 방식으로 자신에게 말함으로써 GPS 버전을 지향하라.

▶ 다음에 난 더 좋은 선택을 할 거야.

▶ 그것은 최선의 선택은 아니었어. 하지만 그게 세상의 끝은 아니야.

▶ 난 트랙에 복귀할 수 있어.

▶ 난 다시 시작할 수 있어.

만약 가능하다면 한 걸음 더 나아가라. 중립적인 목소리를 터득한 뒤에, 연민을 가지고 자신에게 말하라. 부드러운 어휘로 자신에게 할 말을 만들어라.

▶ … 하는 것은 어렵다.

▶ … 하는 것은 고통스러운 결정임이 분명하다.

▶ 넌 … 하는 이 문제와 정말 씨름하고 있다.

지금 바람직한 식사를 하면,
나중에 쿠키를 먹을 수 있어

이번 주에 나는 정말 사려 깊은 식사를 했다. 난 전혀 속임수를 쓰지 않았다. 나는 아이스크림으로써 내 자신을 보상할 것이다.

—톰

톰은 만약 1주일 내내 건강한 음식으로 점심 도시락을 싸간다면, 자신에게 초콜릿 아이스크림 한 국자를 약속했다. 사려 깊은 식생활을 향해 걸음을 옮긴 데 대해 자신에게 상을 주는 것은 현명한 아이디어처럼 들린다. 그러나 음식이나 다른 선물로 자신에게 보상하는 것은 실제적으로는 그 문제를 개선하는 것이 아니라 악화시킨다.

상징적 선물이나 외부의 보답은 외적 보상의 형태이다. 돈, 학점, 좋은 음식 같은 *외적 보상*은 특정 행동을 반복하기 위해 당신의 동기動機를 증대시키려는 목적에서 주어진다. 대조적으로 *내적 보상*은 어떤 일을 잘 한 데서 오는 내부의 보답이다. 그것들은 즐겁고, 성공적이고, 유능하고, 자랑스러운 느낌을 내포한다. 뜨개질처럼 당신 취미들 중 하나에 관해 생각해보라. 아무도 당신에게 뜨개질을 하라고 돈을 지불하지 않는다. 단지 그것이 즐겁기 때문에 당신은 그 일을 하는 동기를 부여 받는다. 만약 누군가 그 일에 대해 당신에게 돈을 지불하겠다고 제안한다면, 갑자기 그 일에 대한 새로운 동력과 이유가 생길 것이다. 아마 그것은 즐거움의 일부를 빼앗고, 당신의 동기 부여에 악영향을 미칠 것이다. 보상은 돈에 있지 않다. 그것은 과정에 있으며, 스웨터가 하나로 만들어지는 것을 보는 도전의식에 있다.

마음이 우리 협상합시다를 시도할 때, 당신이 어떻게 반응하는가에 관해 신중해져라. 예를 들면, 만약 당신이 오늘 하루 종일 설탕을 피하면, 난 내일 쿠키를 살 거야라고 자신에게 말한다면, 잠시 멈춰라. 외적 동기부여와 내적 동기부여의 차이점을 상기하라. 쿠키는 외적인 것이며 당신 외부의 보답이다. 이런 종류의 보상은 당신이 계속 설탕 섭취 감축에 열중할 가능성을 증대시키지 못할 것이다. 일단 쿠키를 먹고 나면, 그것의 강화強化 가치는 끝난다. 일단 당신이 "당근"을 얻고 나면 중단할 것이기 때문에, 당신의 동기 부여는 아마 실패로 끝날 것이다. 만약 당신이 너무 많은 외부 보답-비록 그것이 매우 유혹적이라고 해도-을 자신에게 하지 않으면, 식생활을 바꾸고자 하는 노력을 계속할 가능성이 더 높다는 점을 기억하라. 건강하다는 느낌이 그 보상이다. 우리는 자신에게 선물 주는 데 너무 익숙하기 때문에, 실질적인 보상을 기대하게 되며 그럴 가치가 있다고 느낀다.

 **생각의 다이어트 :** 사려 깊게 좋은 감정 느끼기

좋은 식생활에서 오는 이점과 내적 보상으로 의식意識을 유도하는 방법을 익히면, 당신의 동기 부여는 외적 보상-음식, 돈, 값싼 장신구-보다 훨씬 더 오래 지속될 것이다.

좋은 식생활에서 얻는 자연스러운 보상을 인식하라. 하루 종일 당신이 정제 설탕 섭취를 줄였다고 하자. 하루의 마지막 시점에 당신의 몸과 기분에 미치는 자연스러운 이점에 감사하는 시간을 가져라. 혈당이 안정을 유지했기 때문에 아마도 당신은 더 많은 에너지를 가졌다는 것을 인식했을 것이다. 아마도 더 안정되고 침울함을 덜 느낄 것이다. 그런 내적 보상을 자세히 관찰하고 확대하는 것은 당신이 내일 다시 설탕을 피하는 데 도움이 될 것이다. 사려 깊은 식생활을 하는 사람들은 바람직하게 먹는다. 그 보답으로 특별한 선물을 받기 때문이 아니라, 자연스럽게 그것에서 좋은 느낌을 갖기 때문이다.

**사려 깊은 식생활을 취미로 삼거나 그것의 내적 가치를 증
대시켜라.** *나는 건강한 식생활의 어떤 것에서 자연스러운 즐
거움을 얻는가?*라고 자신에게 물어보라. 만약 당신이 정원사
라면, 건강식품을 심는 것이 매우 큰 즐거움을 줄지도 모른
다. 만약 당신이 요리하기를 좋아하면, 서점에서 건강한 요
리법을 담은 요리책을 찾는 것이 여러 시간 동안 당신을 즐
겁게 만들 수 있다. 쇼핑을 좋아하는가? 한가하게 둘러볼 좋
은 건강식품 가게를 찾아보라. 이것은 좋은 식생활과 관련된
내적 보상을 증대시킨다.

난 너무 뚱뚱해

나는 10대 딸이 괴롭힘 당하는 것을 몹시 걱정한다. 나는 어느 누구도 내 딸을 욕하거나 자존심을 손상시키는 것을 원치 않는다. 어느 날, 딸이 부엌에서 간식을 하고 있었다. 그리고 나는 그녀가 친구에게 "난 이것을 먹어서는 안 돼. 그건 너무 나빠! 난 너무 뚱뚱하고 못생겼어."라고 말하는 것을 들었다. 나는 다른 사람들이 내 딸을 괴롭힐까 너무 걱정돼, 딸이 자신을 괴롭히는 것을 깨닫지도 못했다.

-조

헷갈림fogging(Smith 1975)은 내가 흔히 고객들에게 가르치는 고전적인 자기주장의 기술이다. 당신은 괴롭히는 사람-말을 함부로 하는 직장동료나 화난 배우자 등-에게 대처하기 위해 이 기술을 사용할 수 있다. 그것은 당신의 적수를 혼선에 빠뜨린다. 그 결과 흔히 그는 당신을 괴롭히기를 중단한다.

헷갈림은 어떻게 작동하는가? 괴롭히는 사람은 당신의 반격을 기대하며, 그렇게 하도록 꾀려고 시도한다. 이런 타입의 인간은 강함을 느끼기 위해 당신을 괴롭히기를 좋아한다. 헷갈림은 싸움에 말려들지 않고, 괴롭히는 사람이 예상하지 못한 동의同意를 사용한다. 비판적인 말에 동의하지 않기보다, 사실이거나 사실일 가능성이 있는 부분에 동의하라. 당신은 생각들과 싸우지 않기 때문에, 이것은 사려 깊음의 개념과 조화를 이룬다. 당신은 잔소리꾼 생각과 논쟁에 빠지지 않는다.

헷갈림은 내부 비판자를 처리할 때 좋은 효과를 낼 수 있다. 내부의 자아 비판자는 당신이 반격하도록 하기 위해 당신을 들쑤시려고 한다. 아마도 당신은 내부 비판자와의 언쟁에 빠진 경험이 있을 것이다. 당신의 내부 비판자는 다이어트를 망쳐버린 데 대해 *너는 나빠* 또는 *너는 바보야*라고 말한다. 그리고 당신은 *난 바보가 아니야* 같은 말로 반격을 한다. 언쟁은 가열되고 계속 주거니 받거니 한다. 헷갈림은 정신적 싸움에서 한 발 비켜나는 방법이다.

 ## 생각의 다이어트 : 그것을 헷갈리게 하는 것

다음에 당신이 말로써 자신을 때릴 때, 다음의 사려 깊은 헷갈림 기술을 사용하라.

1. **비판적 생각 :** 내가 그렇게 달콤한 롤빵을 먹었다니 믿을 수가 없어. 그것은 너무 살찌게 해. 다시 실수를 저질렀어. 어떻게 내가 그렇게 나약할 수 있었을까?

2. **초기 유혹 :** 난 나약하지 않아. 완전히 실수하지는 않았어! 이것은 당신의 마음을 싸움으로 내몬다. 논쟁에 빠져드는 것은 당신이 생산적인 행동을 취하지 못하게 한다.

3. **헷갈림을 사용한 사려 깊은 반응 :** 내가 달콤한 롤빵을 먹은 것은 사실이다. 그것이 건강에 가장 좋은 것은 아니기 때문에, 아마도 최선의 선택은 아닐 것이다. 난 더 잘 할 수 있다. 그것이 가장 좋은 순간은 아니었다. 다음에 나는 더 잘 할 거야.

이것이 어떻게 내부 비판자가 당신에게 주려고 하는 강도強度와 수치심을 희석시키는가를 인식하라.

그걸 견딜 수 없어

나는 거울 들여다보는 것을 싫어한다. 난 그걸 참고 견딜 수가 없다. 매일 나는 심한 불편함을 느끼며, 이 체중을 줄이기 위해 필사적이다. 이런 필사적인 태도는 내게 어떤 도움도 되지 못했다. 당신은 내가 체중감량을 위해 시도한 것들—미친 단기 집중 다이어트들—을 믿지 못할 것이다. 나는 당신이 상상하는 것 이상으로 가치 없는 제품들을 사는 데 많은 돈을 썼다. 그리고 내가 숨도 쉴 수 없는 옷에 내 자신을 맞췄다.

—에린

불편한 느낌은 비행기 난기류와 같다. 그것은 당신을 갑자기 거칠게 움직이게 하며 심한 불편함, 종종 심한 공포를 야기한다. 잠시 당신은 심한 난기류에 어떻게 대처했는가를 생각해보라. 그것은 멈출 것이라는 것을 자신에게 재확신하곤 했는가? 옆에 있는 사람에게 이야기함으로써 주의를 딴 데로 돌렸는가? 아마 당신은 상황을 합리화하는 사실들을 이용했을 것이다. 가령 비행기는 가장 안전한 여행수단이라는 점을 상기하는 것처럼.

비행기 난기류나 다른 스트레스 받는 상황 같은 것들-당신이 통제할 수 없거나, "참을" 수 있다고 생각지 않는 것들-을 통해, 자신에게 어떻게 이야기하는가는 당신의 대처 전략의 지표이다. 그것은 당신이 스트레스 받는 상황에 대처하기 위해, 자연스럽게 사용하는 자기대화의 스냅사진을 보여준다. 비행기 난기류에 관한 좋은 점은 그것이 인내심 훈련이라는 점이다. 난기류가 끝날 때까지 자신을 침잠시키는 것 외에 그것을 피하기 위해 당신이 할 수 있는 것은 없다.

 ## 생각의 다이어트 : 인내심 찾기

이 실험을 해보라. 만약 육체적으로 가능하다면 한 발로 서보라. 아마 당신은 수초 동안 쉽게 할 수 있을 것이다. 시간이 지나감에 따라, 당신은 약간 피로를 느끼게 된다. 아마 당신의 발 근육이 무거워지기 시작할 것이다. 당신의 마음속에서 무슨 일이 생기는가를 인식해보라. 아마도 *난 이렇게 할 수가 없어. 정말 발을 내리고 싶어* 같은 잔소리꾼 생각에 의지할 것이다. 결국 *난 이것을 참을 수 없어*라는 것이 마음

속에 갑자기 떠오를 수 있다. 몇 분만 더라고 자신에게 말하라. 이것은 당신에게 인내심 강화의 기회를 만들어준다. 마음이 식생활 변화는 견디기에 너무 힘들다고 확신시키려고 할 때, 사려 깊게 반응하라.

잔소리꾼 생각들	사려 깊은 반응
난 이것을 할 수 없어. 너무 힘들어.	1분만 더 해 보자.
난 그것을 견딜 수 없어.	난 그것을 좋아하지 않아. 하지만 견딜 수 있어. 생각이 그것을 악화시키는 일 없이 대처할 수 있어.
이것은 언제 끝날까?	그것은 대단한 일이 아니야. 난 좀 더 버틸 수 있어.
이것은 끔찍해.	그것은 좋은 느낌은 아니야. 하지만 난 이것을 처리할 수 있어.
우! 견딜 수가 없어.	그것 때문에 죽지는 않을 거야. 난 그것을 할 수 있어.

생각 47

내가 과체중이 된 것은 식구들 잘못이야

> 내 식생활 방식에 관해, 나는 엄마를 비난한다. 엄마는 음식을 강요하는 그런 사람이다. 성인이 됐음에도, 내가 분명히 "안 먹겠어요."라고 말한 뒤에도, 그녀는 "한입만 더 먹어라."라고 말한다. 그녀는 당신에게 "그것이 인디언 할머니들이 하는 행동이다."라고 말할 것이다.
>
> —비키

비키는 친구 사라의 생일파티에 초대 받지 못했다. 수주일 동안 그녀는 초대장을 기다렸다. 한 주가 지나갈 때마다, 그녀는 초대 받지 못한 가능한 이유들을 만들기 시작했다. 그리고 그것들을 곱씹었다. 난 그녀를 화나게 하는 어떤 말을 했음이 분명해. 우리는 실제로 친구가 될 수 없어. 매일 그녀는 더 화나고 더 침울해졌다. 주차장에서 그녀는 사라의 손짓을 무시했다. 비키는 초대 받지 못한 데 대해 자신을 "패배

자"라고 부르기 시작했다. 사라의 생일파티 전날, 비키는 받은 편지 한 묶음을 집어 들었다. 초대장은 바닥에 떨어진 두 잡지 사이에 붙어 있었다.

비키처럼 우리 모두는 자신의 경험과 우리가 누구인가에 관해 스토리를 만든다. 의심 없이 이런 스토리들을 믿는 것은 쉬운 일이다. 스토리는 당신이 어떻게 느끼는가에 영향을 미치며, 결국 당신의 행동방식에도 영향을 미친다.

우리는 배고픔과 체중에 관해 많은 스토리를 가지고 있다. 우리는 자신들의 식생활 방식에 관한, 특히 우리의 식생활 습관에 대해 누가, 무엇이 "비난 받아야" 하는가에 관한 이야기들을 만든다. 그리고 우리는 더 건강하게 먹고, 음식 갈망과 싸우며, 체중을 줄이는 것이 왜 힘들고 불가능한가를 굳게 고수한다. *내 가족들 중 어느 누구도 건강 체중을 가지고 있지 않아. 나는 대사 속도가 느려. 나는 설탕 중독이기 때문에 체중을 관리할 수 없어.* 아마 당신의 스토리는 자기비난과 타인 비난을 포함할 것이다. *내 엄마는 음식을 강요하는 사람이야. 내 남편은 항상 건강에 좋지 않은 식품을 구입해.*

이런 요소들 중 많은 것이 변화를 극도로 힘들게 만드는 것은 사실이다. 아마 당신의 배우자는 건강한 식생활 하는 것을 더 쉽게 만들지는 않을 것이다. 그리고 당신은 설탕에 극단적인 민감성을 가지고 있을지도 모른다. 그러나 종종 당신을 붙잡는 것은 단순히 스토리이다. 당신이 새로운 것을 시도할 때, 잔소리꾼이 갑자기 나타나 당신을 스토리 대본과 어울리는 행동으로 되돌아가게 유도한다.

사려 깊은 접근법은 비난을 추구하지 않는다. 그것은 이런 생각들을 있는 그대로(단지 스토리로) 이해하고 보는 것을 지향한다. 그 대본이 당신이 할 수 있는 것과 할 수 없는 것을 결정하지 않는다.

 생각의 다이어트 : 정신적으로 한 걸음 물러서기

당신이 먹는 방식에 관해 스토리들을 말하는지 여부를 생각해보라. 이들 스토리는 어떻게 계속 당신을 덫에 걸리게 하는가? 당신이 과식할 때, 누구를 또는 무엇을 비난하는가?

정신적으로 스토리의 중심에서 한 걸음 물러서도록 노력하라. 달리 말해서, 당신의 스토리 내부에서부터 스토리를 말하지 말고, 다른 좋은 위치를 이용하라. 당신이 친구거나 영화의 해설자라고 상상하라. 또는 당신이 영화 스크린 속의 자신을 보고 있다고 상상하라. 당신이 자신의 "영화"를 볼 때, 멀리서 무슨 일이 생기고 있는지를 관찰하라. 당신 스토리의 어느 부분이 계속 당신을 꼼짝 못하게 하는가?

체중이 줄 때 나는 행복할 거야

나는 딜레마에 빠져 있다. 나는 체중이 줄 때 내 자
신에게 좋은 감정을 갖는다. 그러나 내 자신에게 좋은
감정을 가질 때까지 체중을 줄일 수 없다. 따라서 결국
나는 결코 아무것도 하지 않는다.

—제프

만약 당신이 복권에 당첨되면 무엇을 할 것인가? 집 사고,
은퇴하고, 휴가를 갈까? 우리 모두는 *나는 복권에 당첨되면,
결국 행복할 거야*라고 생각한다.

제프는 거액을 벌었다. 모든 사람들이 놀라겠지만, 제프는
새로 거금을 번 1년 뒤, 심한 우울증에 빠졌다. 돈은 자식들
과의 파열된 관계를 회복할 수 없었으며 체중감량에도 도움
이 될 수 없었다. 복권 승자들에 관한 이야기들은 재미있는
그림을 보여준다. 종종 사람들은 제프처럼 돈을 얻기 전과
같은 수준의 행복으로 돌아가는 경향이 있다. 만약 당신이

복권 당첨 전에 매우 불행한 사람이라면, 아마 당신은 이후에도 마찬가지로 불행할 것이다.

만약 당신이 원했던 만큼의 체중감량을 하면, 아마 복권에 당첨된 것처럼 느낄 것이다. 체중감량은 명백히 당신의 건강과 행복에 기여할 것이다. 그러나 그것이 흔히 우리가 믿고 있듯이, 마술처럼 모든 것을 더 좋게 만들지는 않을 것이다. 핵심은 당신이 이런 믿음을 가질 때, 생각이 당신에게 지나친 압력을 가한다는 것이다. 또 좋은 느낌을 갖기 위해 당신에게 체중감량을 요구하는, 행복을 "만들거나 부수는" 상황이 되게 한다는 것이다.

 ## 생각의 다이어트 : 현재의 행복

당신의 마음이 …할 때(이 경우에는, *체중감량을 했을 때*) *나는 행복할 거야*라고 말하는 것을 들을 때를 인식하라. 당신을 정신적으로 약간 쿡 찔러라. 전반적인 행복감을 생각지 말고, 마음을 당신이 얻는 구체적인 것들-건강한 체중, 옷이 더 잘 맞음, 낮은 콜레스테롤 수치 등-에 다시 초점을 맞춰라. *체중이 줄 때 나는 행복할 거야* 대신에 *오늘(또는 이 순간) 이 여행에서 나를 행복하게 만드는 것은…*(오늘 아침 작은 옷이 내 몸에 꼭 들어맞은 것, 건강한 간식을 먹은 뒤 내

가 매우 좋은 느낌을 느낀 것 등등)이다라고 자신에게 말하라.

사려 깊음의 관점에서 보면, 당신이 가진 모든 것은 "현재"이다. 당신은 벌써 바로 이 순간에 도착했다. 현재는 삶의 좋은 일부분이다. 더 사려 깊은 식생활을 지향하는 여정旅程에서 지금 당장 당신을 행복하게 만드는 세 가지를 조용히 또는 큰 소리로 열거하라. 당신의 새 주문은 나는 지금 행복해지기 위해 필요한 모든 것을 가지고 있다이다. 당신이 체중이나 식습관에 관해 조금 우울함을 느낄 때마다, 그것을 자신에게 반복하라.

음식 생각을 멈출 수가 없어

나는 매우 나쁘다. 나는 아침, 점심, 밤에 음식 생각을 한다. 일하거나 아내 이야기를 들어야만 하는 동안에도, 마음 한 구석에서 나는 다음에 무엇을 먹을까를 골똘히 생각하고 있다. 나는 음식 생각을 왜 멈출 수 없는가를 알 수 없다.

-크리스

종종 나는 고객들에게 숙제를 내준다. 그 숙제들 중 한 가지는 그들이 음식 생각에 얼마나 많은 시간을 쓰는가를 인식하는 것이다. 그들에게 도움을 주기 위해, 흔히 나는 고객들이 파이(원 모양) 차트를 만들 수 있도록 빈 원이 포함된 계획표를 그들 집으로 보낸다. 나는 그들에게 생각하는 것들-일, 자녀, 청구서, 식생활 등-을 의식하면서, 하루 동안의 생각 내용을 단지 관찰할 것을 요청한다. 그리고 다음 단계는 그들이 각각의 카테고리를 생각하는 데 얼마나 많은 시간을 쓰는가를 개략적으로 나타내는 파이 차트를 그리는 것이다. 흔히 이 활동은 한 개인과 음식과의 관계에 관해 많은 것을 말해준다.

간식 계획 그리고 다음 식사를 어디서 할 것인가 등 우리 모두는 음식 생각에 상당한 시간을 소비해야만 한다. 그러나 누군가가 하루의 절반 이상을 음식 생각에 쓴다고 보고할 때, 이것은 심각한 문제임을 시사하는 적신호이다. 그 사람은 쳇바퀴를 돌고 도는 햄스터처럼 자주 음식에 관해 깊이 생각하거나 강박감을 가지고 있다. 일부 고객들은 "음식은 항상 내 마음 한 구석에 있다." "나는 항상 찾아서 먹을 수 있는 좋은 것들을 계획하는 내 자신을 발견한다." 또는 "나는 마음이 표류하는 것을 본다. 그러다가 갑자기 맛있는 것에 관해 백일몽을 꾸고 있다."라고 말한다. 매우 문제 많은 식습관을 가진 사람들이 계획표를 완성할 때, 원圓의 대부분은 음식 생각으로 채워져 있다. 그들은 "나는 강박적으로 음식 생각을 한다."와 같은 것들을 말한다. 그들을 끊임없이 잡아당기는 것은 이 짜증스러운 것이다.

 **생각의 다이어트 : 당신의 머리 밖으로 나와라**

언제 당신이 음식 생각을 곱씹는가를 인식하라. 자신에게

난 다시 음식에 집착하고 있어라고 말하라. 당신을 현행범으로 붙잡아라. 당신은 눈이 흐릿해져 있거나 백일몽과 같은 상태에 빠진 것을 인식할 수도 있다.

사려 깊게 걸어라. 당신은 강박적으로 음식에 사로잡혀 있을 때, 목 위에서 발생하는 것들에만 초점을 맞춘다. 생각들에서 벗어나기 위해, 다시 당신의 몸에서 살도록 하라. 복도를 따라 걸어라. 당신의 주의를 온통 발에 집중하라. 당신의 발이 어떻게 마루에 닿는가를 인식하라. 당신 걸음의 리듬을 들어라. 당신의 주의를 다시 몸으로 인도하라. 아마 신체접촉을 하는 동안 이것을 경험했을 것이다. 당신이 지나치게 많이 생각할 때, 그 감각을 느끼지 못한다.

콧노래를 불러라. 만약 당신이 마음을 음식 갈망에서 벗어나게 할 수 없다면, 기억하기 쉬운 광고 구절이나 일부 노래 가사처럼 곰곰이 생각할 다른 것을 찾아라. 당신의 머리에서 지워지지 않는 그런 종류들을 당신은 안다. 그것은 흔히 짜증나는 것이지만, 당신은 특정 환경에서 그것을 활용할 수 있다.

시의 적절한 사고思考에 참여하라. 일정 분량의 시간을 음식·식습관 생각에만 할애하라. *나는 이것을 나중에 다시 생각할 거야*라고 자신에게 말하라. 오직 음식 생각만 하는 시간을 가지면, 당신은 다른 것에 초점을 맞춰야 할 필요성이 있을 때, 음식 집착에서 벗어나는 데 도움을 받을 것이다. 음식 생각을 지나치게 하는 것을 피하기 위해, 반드시 당신이 너무 배고프지 않은 때를 선택하라.

당신의 배고픔을 체크하라. 과도한 음식 생각은 과도한 배고픔에서 야기될 수 있다. 당신이 음식을 지나치게 제한하거나, 충분히 건강에 좋고 포만감 주는 자연식품을 먹지 않을 때, 마음은 당신에게 먹을 필요가 있다는 것을 알리기 위해 음식 생각을 한다. 당신이 충분한 자연식품, 건강식품을 먹고 있는지를 생각해보라.

식생활이 문제가 되는 것을 원치 않아

나는 식생활이 문제가 되는 것을 원치 않는다. 식생활은 쉽고, 재미있고, 즐거워야 한다. 내가 실제로 그렇게 느낀 마지막은 아이였을 때였다. 나는 더 이상 그것에 관해 생각하거나 걱정하기를 원치 않는다. "이것은 내게 문제"와 "나는 이것을 문제시하기를 원치 않아" 사이에서 내 태도는 돌변한다. 이에 관한 생각이 나를 꼼짝 못하게 한다. 나는 그것을 처리하기를 다음으로 연기한다.

—안드레아

수년 전 안드레아는 길 잃어버린 이야기를 내게 했다. 그녀는 북부 이탈리아의 작은 마을에서 기차를 타고 베니스로 향했다. 도중 어딘가에서 그녀는 졸았으며, 결국 차장이 그녀를 흔들기 시작했다. 기차가 역에 도착해 그녀는 내렸다. 수분간 그녀는 방향감각을 잃었다. 그곳은 베니스가 아니었다. 10분간 그녀는 그 상황에 관해 생각했다. 기차표는 "베니스"라고 돼 있었다. 이곳이 그곳이어야 한다고 그녀는 자신에게 말했다. 그녀는 다른 곳에 있기를 원치 않았다. 그녀가 의도한 목적지가 아닌 곳에서 내리는 것은, 상황을 무척 힘들게 만들 것이다. 일단 내릴 곳을 놓쳤다는 것을 깨달았을 때, 그곳을 마주칠 수 없다는 것은 정해진 일이다. 계획을 세우기 위해, 그녀는 자신이 원하지 않는 곳에 있다고 주장하기보다 자신이 있는 곳을 받아들여야 했다.

식생활과 관련해 당신이 있는 곳에서 시작하는 것은 바로 이런 이유 때문에 힘들 수 있다. 그것은 당신이 있기를 원하는 곳이나, "있어야만 한다"고 생각하는 곳이 아니다. 아마 당신은 *나는 지금 당장 더 작은 옷을 입어야 해* 또는 *나는 식생활 변화를 좀 더 했어야 해*라고 생각할 것이다. 당신은 열린 그리고 무無판단적인 방법으로 지금 있는 곳을 진심으로 인정할 때까지는 계획을 세울 수 없다.

생각을 수용하기 위해서는 도전의식이 필요하다. 종종 당신은 생각이 말해야만 하는 것을 좋아하지 않는다. 당신은 생각을 가지고 있으면서, 그것을 완전히 비틀어 새로운 또는 다른 것으로 만들려고 시도할 수도 있다. 마음과 싸우는 것은 당신을 현재에서 벗어나게 한다. 생각을 수용하지 못하는 데에는 몇 가지 유형이 있다.

▶ 생각을 판단하는 것. 어떻게 내가 그런 바보 같은 생각을 할 수 있었을까?

▶ 생각을 주장·논쟁하는 것. 아니, 그것을 사실이 아니야. 나는 더 건강해질 가치가 없어.

▶ 생각이 진실인지 여부를 질문하고 따지는 것. 그게 사실일 수 있을까? 내게 체중감량이 필요하다는 엄마가 옳을까?

▶ 생각이 무의미함에도 지나치게 오랫동안 그 생각에 관해 생각하는 등 생각을 과도하게 분석·비판하는 것. 정말로 저것을 먹지 말아야 할까? 그것이 정말 중요할까? 한입 또는 두 입 먹는 것이 정말 큰 차이가 있을까?

▶ 생각이 없어지기를 바라는 것. 난 음식 생각을 그렇게 많이 하지 않기를 원해. 언제나 먹으려고 하는 것에 관한 생각을 멈출 수만 있다면!

▶ 생각에 동의하거나 생각을 입증하는 것. 그것은 사실이다. 내 체중을 지켜보는 것은 끔찍해.

▶ 생각을 무시하거나 당신이 그것을 생각지 않는 것처럼 가장하는 것. 그 도넛은 내게 좋지 않아! 지금 당장 그것을 생각할 수는 없어.

▶ 생각을 밀어내거나, 자신에게 그렇게 생각지 말라고

말하는 것. *멈춰!* 자신에 대한 그런 부정적인 생각을 멈춰라.

▶ 생각을 뒷받침하는 증거를 찾아 진실을 확인하거나 자신을 둘러보는 것. *보자, 그것은 진실임이 분명하다. 왜냐 하면….*

 **생각의 다이어트 : 그것은 그 자체이다**

마음이 생각과 줄다리기하는 것을 인식할 때, 그 싸움에서 한 걸음 물러서는 것을 상상하라. 당신이 하는 것들에 꼬리표-분석, 부정, 싸움 등-를 붙여라. 그리고 자신에게 *그것은 그 자체이다. 수용하라. 바꾸지 마라*고 말함으로써 그것을 놓아줘라. 어려운 음식 이슈들의 수용을 자신에게 허용하라.

제5부

사려 깊은 식생활의 어느 하루

당신이 가질 수 있는 한 가지 질문은 어떻게 이 책의 모든 정보를 조립하는가이다. 벳시를 만나 그녀의 하루를 따라다녀 보자. 그녀는 24시간 동안 어떻게 역효과를 낳는 생각들이 불쑥 나타나는가를 보여주는 좋은 사례이다. 벳시는 병든 어머니와 함께 사는 교사이다. 그녀는 스트레스가 심한 삶을 살고 있다. 자기태만의 생각을 처리하기 위해, 어떻게 벳시가 사려 깊음의 기술을 사용하는가를 알아보자.

오전 6:30 기상

벳시는 침대에 누워 있다. 눈을 뜨자 그녀의 마음은 달리기 시작한다. 첫 생각은 음식에 관한 것이다. 그녀는 자신에게 말한다. 어떡하지, 네 발은 아직 마루를 밟지도 않았어. 그런데 넌 벌써 음식 생각을 하고 있다니! 그러나 갑자기 말을 멈춘다. 벳시, 그것은 판단이야. 그리고 생각을 단순히 관찰해야 한다는 것을 부드럽게 상기한다(제4부 생각 31을 보라). 벳시는 자신을 판단하려는 유혹을 느낄 때, 생각이 왔다가 가도록 한다. 그녀는 침착하고 우아하게 응답하기 위해 자신의 GPS 목소리를 이용한다(제4부 생각 43을 보라). 그녀는 장차 어떻게 될지를 생각지 않기로 결정했다.

오전 7:00 준비하기

벳시는 자신의 침실 옷장을 살피고 공포감을 느낀다. 그녀는 무엇을 입을까? 난 이것을 견딜 수 없어 그리고 왜 괴롭혀? 같은 절망적인 생각들이 그녀의 마음에 넘치기 시작한다. 벳시는 이 책에서 배운 것을 기억하고 좌절과 절망의 생각들을 처리하는 방법을 상기한다. 벳시는 자신에게 난 이것을 할 수 있어. 시간이 걸릴 거야라고 재확신한다(제4부 생각 46을 보라).

오전 8:00 아침식사

벳시의 어머니는 갈색 설탕과 버터를 바른 머핀을 먹으며 식탁에 앉아 있다. 벳시는 자신이 유혹과 욕망을 느낌을 인정한다. 난 의지력이 없어가 그녀 마음에 떠오른 첫 생각이다. 벳시는 약간의 정신적인 쿡 찌르기를 하며, 의지력은 마술의 기술이 아니야. 그것은 시간이 지남에 따라, 연습에 따라 발달하는 것이야를 상기한다(제4부 생각 34를 보라). 그녀는 이 상황을 기술 연마 훈련으로 이용하기로 결정한다. 머핀 대신에, 나는 더 건강에 좋고, 더 포만감을 주며, 내 몸에 힘을 줄 다른 것을 선택한다. 그녀는 단백질이 풍부한 그리스 요구르트를 선택한다. 그녀는 음식은 약이다를 떠올린다(제3부 생각 22를 보라).

오전 9:00 교사회의

교사회의에 도착하자마자, 벳시는 맛있어 보이는 진수성찬의 과자 접대를 받는다. 사려 없게도, 그녀는 도넛 한 개를 집어 소심하게 아삭아삭 먹기 시작한다. 갑자기 그녀는 자신이 무엇을 하고 있는가를 깨닫는다. 그녀의 우회로 생각은 말한다. 넌 이미 도넛을 먹기 시작했어. 왜 끝까지 안 먹어? 너무 늦었어. 어쨌든 넌 망쳐 버렸어.

벳시는 이런 종류의 변명에 전형적으로 완전히 빠진다. 그러나 지금, 생각이 들어오는 것을 지켜보고, 마치 그것이 걸어서 문밖으로 나가듯이 마음에서 나가게 함으로써, 초점을 현재 순간으로 되돌린다(제3부 생각 2를 보라). 그녀는 난 전부 아니면 전무라는 생각을 가지고 있어라고 깨닫는다. 그리고 도넛을 조금씩 뜯어 먹고 싶은 유혹에 빠지지 않기 위해 바로 나머지 도넛을 던져버린다. 그리고 손을 바쁘게 하기 위해 커피 한 잔을 집는다(제3부 생각 9를 보라).

오전 10:00 오전 나절

미팅이 끝나기 전에, 한 교사가 집에서 만든 쿠키 접시를 돌린다. 두 가지 생각이 벳시의 마음속을 달린다. *나는 한 개를 먹어야만 해!* 그리고 만약 *내가 저것을 먹으면, 내 다이어트를 망칠거야.* 그녀는 단지 *내가 사려 없이 뭔가를 먹었기 때문에, 하루를 망치지는 않아. 각각의 행동은 하나의 선택이야*라고 응답한다(제3부 생각 2를 보라). 벳시는 하룻동안 선택해야 할 것이 더 많다는 것을 자신에게 상기시킨다. 벳시는 각각의 이런 결정들을 더 잘 할 기회로 본다. *아니오, 괜찮습니다*라고 그녀는 자신에게 말한다. 그녀는 "강력한 노no"를 말하는 것을 연습했기 때문에, 접대의 유혹을 받을 때에 대비가 되었을 것이다(제4부 생각 33을 보라). 쿠키를 만든 교사는 그녀에게 계속 한 개 먹으라고 권한다. 벳시는 예의바르게 미소 지으며 한 개를 집는다. 그것을 냅킨에 싸면서 "감사해요. 나중에 먹을게요."라고 말한다. 교실로 돌아오자마자 그녀는 그 쿠키를 친구에 준다. 따라서 그녀는 나중에 그것을 먹지 않을 것이다.

낮 12:00 점심시간

벳시는 카페테리아 줄을 걸어가면서, 자신의 쟁반을 팔뚝 위에 얹어 균형 잡는다. 그녀가 다른 점심 메뉴들을 쳐다볼 때, *나는 저것을 먹어서는 안 돼*가 계속 그녀의 마음속에서 논다. "해야만 해" 법칙을 만들지 않고, 그녀는 *저 샌드위치가 정말 내 몸이 원하는 것일까?*라고 자신에게 묻는다. 이 책이 조언하는 대로(제4부 생각 35를 보라), 그녀는 자신의 결정을 사려 깊은 식생활의 맥락에서 보는 말로 바꾸어 말함으로써 "해야만 해"에 반응한다.

오후 1:00 오후 나절

벳시는 점심식사를 방금 마쳤지만 음식 생각을 하기 시작한다. *나는 정말 배고픈가?*라고 그녀는 자신에게 묻는다(제3부 생각 6을 보라). 회의실의 남겨진 음식이 그녀의 이름을 부르는 것 같다. 그녀는 이 메시지를 환영하며 자신에게 *내가 이 간식을 필요로 해?*라고 묻는다(제3부 생각 15를 보라). 그녀는 가질 수 "없는" 것에 초점을 맞추지 않고, *무엇이 건강에 좋을까?* 생각하면서 그 상황을 다른 시각에서 본다(제3부 생각 3을 보라). 벳시는 사려 깊은 간식을 선택한다. 그녀는 자판기 이용과 충동적 구매를 예방하기 위해, 사과와 그

라놀라(역주: 시리얼의 일종) 바bar를 교실의 편리한 곳에 보
관한다.

오후 4:00 늦은 오후

학교가 끝났다. 그녀의 하루는 평소보다 더 스트레스가 많
았다. 학생들은 비협조적이었으며, 불만족한 한 학부모는 그
녀를 궁지로 몰았다. *난 내 자신을 위로하기 위해 초콜릿을
필요로 해. 난 그것을 먹을 자격이 있어*라고 그녀의 마음은
계속 되풀이한다. 벳시는 자주 그런 생각들을 관리하는 데
어려움을 겪는다. 위안을 얻기 위해 음식에 의지하는 것은
너무 쉽고 습관적이었다. 그녀는 자신을 진정시키는 다른 활
동들에 의지한다(제3부 생각 27을 보라). 즉각 그녀는 자신
이 적어 놓은, 위안을 주는 다른 선택사항의 준비된 목록을
살펴본다. *나는 따뜻한 차 한 잔을 선택할 수 있어.* 그녀는
만약 그 차가 효과가 없으면, 항상 초콜릿으로 되돌아갈 수
있다고 스스로 재확신한다. 그녀를 제한·금지하는 것은 음
식 갈망으로 귀결될 수 있다. 자연스럽게 음식 없이 마음을
진정시키고 스트레스 수준을 낮추기 위해, 그녀는 자신에게
5분간의 정신적 휴식을 허락한다. 이것에는 의자에 등을 기
대고 앉아, 눈을 감고, 심호흡을 천천히 몇 번 하는 것이 포

함돼 있다(제3부 생각 28을 보라).

오후 6:00 이른 저녁

저녁식사 후 베티는 산책하기에 완벽한 때라고 생각한다. 그러나 우회로 생각은 다른 계획들로 그녀를 유도하기 시작한다. 내일 가자. 넌 지금 그러고 싶지는 않아. 넌 너무 피곤해. 넌 힘든 하루를 보냈어.

벳시는 타성과 싸우기 시작할 필요가 있다는 것을 기억한다. 그녀는 운동에 관한 생각을 믿기 때문에, 아주 작은 요구로 시작하라고 자신에게 요청한다(제3부 생각 10을 보라). 그냥 신발을 신고 어떤 감정이 드는가를 보라. 벳시의 마음은 자신이 이 작은 요구를 승인할 수 있다는 데 쉽게 동의한다. 일단 신발을 신자, 그녀는 자신에게 말한다. 그것은 그리 나쁘지 않았어. 차까지 걸을 수 있을까? 만약 더 하고 싶은 마음이 들면, 훌륭하다. 그렇지 않더라고 괜찮아. 일단 차를 지나자 그녀는 자신에게 조금 더 큰 요구를 한다. 단지 20피트만 더 걷자. 그러면 걷기코스에 도달할 수 있어. 벳시는 지금 당장 작은 발걸음을 옮김으로써, 성공적으로 미루려는 충동을 극복한다.

오후 7:30 저녁

벳시는 어머니와 앉아서 TV를 시청한다. 그것은 그들이 밤에 하는 의식이다. 대개 그들은 초콜릿케이크 아이스크림을 자신들의 그릇에 담아 가져온다. 벳시는 어머니에게 자신의 오늘 하루에 관해 이야기 하는 동안, 아이스크림을 갈망하기 시작하며 그것을 먹고 싶은 유혹을 받는다. 벳시는 계속 아이스크림 생각을 한다. 따라서 예방적 조치를 취한다. 그녀는 뜨개질감을 꺼내, 마음이 간식에서 멀어지도록 주의注意 분산을 이용한다(제3부 생각 27을 보라).

오후 9:30 밤 시간

샤워를 할 시간이다. 체중계에 오르고 싶은 유혹이 벳시를 압도한다. 자신에게 정직할 때, 그녀는 기대감을 만들려고 하는 것은 오직 자신의 마음임을 깨닫는다. 잔소리꾼 생각은 말한다. *넌 지금까지 2파운드를 체중감량 했어야만 해.* 숫자는 항상 그녀의 머릿속에서 심한 잡념을 촉발하기 때문에, 체중계에 오르는 것은 감정적 함정이다. 벳시는 체중계의 숫자가 예상보다 크면 자신을 질책한다. 평소 그녀는 만약 그 숫자가 작으면, 음식으로 자신을 보상하려는 유혹을 느낀다. 그녀의 마음은 말한다. *넌 한 번 먹을 자격이 있어. 넌 잘했어.*

벳시는 숫자 보는 것에서, 다이어트·운동에서 사려 깊게 행동하는 것으로 초점을 옮긴다(제3부 생각 17을 보라). 만약 사려 깊은 식생활을 하면, 체중은 제 때에 줄어들 것이라는 것을 그녀는 안다. 그녀는 일찍 잠자리에 든다. 자신의 우회로 생각과 잔소리꾼 생각에 능숙하게 반응하는 데, 적당한 수면은 가장 좋은 우군友軍이다(제3부 생각 25를 보라). 눈을 감기 전에 그녀는 생각한다. 내일도 난 계속 사려 깊은 식생활에 열중하며, 내 생각들에 의식적으로 반응할 것이다.

| 참고문헌 |

Barnes, R. D., and S. Tantleff-Dunn. 2010. "Food for Thought:
        Examining the Relationship between Food Thought
        Suppression and Weight-Related Outcomes." *Eating
        Behaviors* 11 (3):175-79.

Basu, A., M. Rhone, and T. J. Lyons. 2010. "Berries: Emerging
        Impact on Cardiovascular Health." *Nutrition Reviews*
        68 (3):168-77.

Defilippis, A. P., M. J. Blaha, and T. A. Jacobson. 2010.
        "Omega-3 Fatty Acids for Cardiovascular Disease
        Prevention." *Current Treatment Options in
        Cardiovascular Medicine* 12 (4):365-80.

Flood-Obbagy, J. E., and B. J. Rolls. 2009. "The Effect of Fruit
        in Different Forms on Energy Intake and Satiety at a
        Meal." *Appetite* 52 (2):416-22.

Freedman, D. H. 2011. "How to Fix the Obesity Crisis."
        Scientific American 304 (2):40-47.

Freedman, J. L., and S. C. Fraser. 1966. "Compliance without
        Pressure: The Foot-in-the-Door Technique." *Journal
        of Personality and Social Psychology* 4(2):195-202.

Hayes, S. C., K. D. Strosahl, and K. G. Wilson. 1999.
        *Acceptance and Commitment Therapy: An Experiential
        Approach to Behavior Change.* New York: The Guilford
        Press.

Kabat-Zinn, J. 1990. *Full Catastrophe Living: Using the
        Wisdom of Your Body and Mind to Face Stress, Pain,*

and Illness. New York: Delacorte Press.

Linehan, M. M. 1993. *Cognitive-Behavioral Treatment of Borderline Personality Disorder*. New York: The Guilford Press.

Mischel, W., and B. Underwood. 1974. "Instrumental Ideation in Delay of Gratification." *Child Development* 45 (4):1083-88.

Poslusna, K., J. Ruprich, J. H. de Vries, M. Jakubikova, and P. van't Veer. 2009. "Misreporting of Energy and Micronutrient Intake Estimated by Food Records and 24 Hour Recalls, Control and Adjustment Methods in Practice." *British Journal of Nutrition* 101 (Suppl. 2):S73-S85.

Six, B. L., T. E. Schap, F. M. Zhu, A. Mariappan, M. Bosch, E. J. Delp, D. S. Ebert, D. A. Kerr, and C. J. Boushey. 2010. "Evidence-Based Development of a Mobile elephone Food Record." *Journal of the American Dietetic Association* 110 (1):74-79.

Smith, M. J. 1975. *When I Say No, I Feel Guilty*. New York: Bantam Books.

Tapper, K., C. Shaw, J. Ilsley, A. J. Hill, F. W. Bond, and L. Moore. 2009. "Exploratory Randomised Controlled Trial of a Mindfulness-Based Weight Loss Intervention for Women." *Appetite* 52 (2):396-404.

Titchener, E. B. 1916. *A Text-Book of Psychology*. New York: The MacMillan Company.

Wansink, B. 2004. "Environmental Factors That Increase the Food Intake and Consumption Volume of Unknowing

Consumers." *Annual Review of Nutrition* 24:455–79.

Wansink, B., and P. Chandon. 2006. "Meal Size, Not Body Size, Explains Errors in Estimating the Calorie Content of Meals." *Annals of Internal Medicine* 145 (5) 326–32.

Wansink, B., and J. Sobal. 2007. "Mindless Eating: The 200 Daily Food Decisions We Overlook." *Environment and Behavior* 39 (1):106–23.

Williams, M., J. Teasdale, Z. Segal, and J. Kabat–Zinn. 2007. *The Mindful Way through Depression: Freeing Yourself from Chronic Unhappiness.* New York: The Guilford Press.

Wood, A. M., J. J. Froh, and A. W. A. Geraghty. 2010. "Gratitude and Well–Being: A Review and Theoretical Integration." *Clinical Psychology Review* 30 (7):890–905.

다이어트에 실패하는 50가지 이유

살찌게 하는 생각을 다이어트 하라!

초판 1쇄 인쇄	2011년 12월 26일
초판 1쇄 발행	2011년 12월 28일

지은이 | 수잔 앨버스
옮긴이 | 김선희

발행인 | 김창기
편집 · 교정 | 하현성
디자인 | 박지숙

펴낸 곳 | 행복포럼
신고번호 | 제25100-2007-25호
주소 | 서울 광진구 구의3동 199-23 현대13차 폴라트리움 215호
전화 | 02-2201-2350
팩스 | 02-2201-2326
이메일 | somt2401@naver.com

인쇄 | 평화당인쇄(주)

ISBN 978-89-959949-7-9 13180